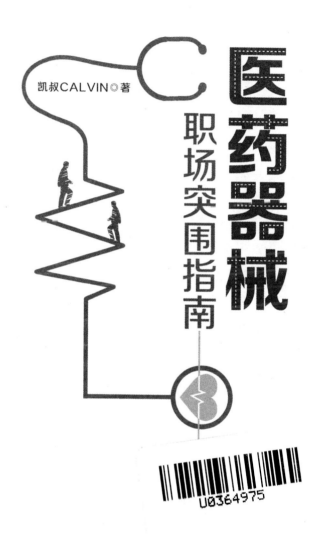

凯叔CALVIN◎著

医药器械
职场突围指南

U0364975

清华大学出版社
北京

内 容 简 介

在医药和医疗器械行业里，讲销售拜访技巧和成交技巧的书有很多，但是真正从医药和医疗器械的职业发展特点出发，深度分析医药和器械人，并规划自己职业生涯的书籍，目前却寥寥无几。

本书从医药和医疗器械行业的职业特点出发，结合行业趋势和从业者对自身的职业生涯规划，进行系统拆分，从职场成长、晋升、求职、转型等多个角度，全面阐述了作为一名在医药和医疗器械行业的从业者，所需要具备的顶层思维和逻辑框架，用来指导其未来的职业发展。

读完本书，相信不论是初入医药和医疗器械领域的行业新手，还是在行业里打拼多年的资深职业经理人，都能找到属于自己的共鸣，并引起对行业和自身未来的深度思考。

图书在版编目（CIP）数据

医药器械职场突围指南 / 凯叔 CALVIN 著 . —北京：清华大学出版社，2020.11
ISBN 978-7-302-56671-7

Ⅰ . ①医… Ⅱ . ①凯… Ⅲ . ①医药卫生人员－职业选择 Ⅳ . ① R192

中国版本图书馆 CIP 数据核字（2020）第 205855 号

责任编辑： 顾　强
封面设计： 汉风唐韵
版式设计： 方加青
责任校对： 王荣静
责任印制： 丛怀宇

出版发行： 清华大学出版社
　　　　　　网　　　址：http://www.tup.com.cn，http://www.wqbook.com
　　　　　　地　　　址：北京清华大学学研大厦 A 座　　　　邮　　编：100084
　　　　　　社 总 机：010-62770175　　　　　　　　　　邮　　购：010-62786544
　　　　　　投稿与读者服务：010-62776969，c-service@tup.tsinghua.edu.cn
　　　　　　质 量 反 馈：010-62772015，zhiliang@tup.tsinghua.edu.cn
印 装 者： 三河市中晟雅豪印务有限公司
经　　销： 全国新华书店
开　　本： 148mm×210mm　　　　印　　张：6.625　字　　数：158 千字
版　　次： 2020 年 12 月第 1 版　　　印　　次：2020 年 12 月第 1 次印刷
定　　价： 59.00 元

产品编号：088504-01

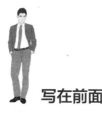

写在前面

**从月薪6000元到年入百万元，
我的医药器械职场成长史**

很多人写书的时候，都喜欢找个名人给自己捧场，为自己作序。我在写作本书的时候，我的助理建议找个医疗行业跨国公司的总监，或者医疗投资行业的大佬，来给我作序，这样会显得很牛气。但是，我婉拒了这个建议。

医疗行业不比互联网。它是一个非常传统的行业，各个职级之间等级和晋升的机制非常固化，想要跨两级职级升职，几乎不可能；想要在新职级上半年晋升，也几乎不可能。

在这样的情况下，跨越职级的上升通道，就受到了很大影响，其中最明显的表现有两点。一个是从业者对职级盲目崇拜，一看这个人的背景，是某外企大区经理或者全国总监，就会觉得很厉害的样子。还有一个，就是很多人年近30岁，甚至35岁，仍然没有晋升管理层，这时已基本失去成为地区经理的可能。对于某些高值医用耗材，甚至设备型的公司来说，因为销售团队人数比较少，这种情况更加突出。

写作本书的目的是我想用自己的经历，去诠释一个道理：职业生涯的规划，是每个人都应该去考虑的。单纯指标的达成，只是公司对员工最基本的要求。和思考如何达成指标同样重要的，是思考如何对自己的职业生涯进行规划，如何对自己的人生、家庭甚至第二收入进行规划。

职业风险来临的时候，对冲风险的个人储备，就显得非常重要。

从刚入行底薪 6000 元的一线销售代表，成长为如今年入百万的行业职场自媒体，我从来不曾靠背景职级吸引读者，而是不断输出有价值的内容和职场思维。这也是很多读者一直以来追随我的原因所在。

我想通过这本书告诉从业者：草根要崛起，最大的投资，是对自我思维的投资。

想要积累个人品牌，就要靠积累的思维输出硬核内容。我在人生的旅途中，也曾经经历过很多"高管"对我指手画脚，告诉我应该如何过好自己的一生。

但是，作为自己人生的总导演，我们的人生，要自导自演。而我的第一本书，我要为自己作序！

我的职业生涯，和很多人一样，都是从医疗行业的顶尖外企开始的。

毕业后，我加入了光环满满的世界 500 强跨国企业，从一线销售开始起步，每天的工作和现在很多人一样，都是从去医院进行陌生拜访的基础工作做起。

我清楚地记得，毕业那一年我的底薪是 6000 元。

刚一毕业就头顶着外企的光环，而且是医疗行业全球前三的跨国公司，底薪 6000 元，如果加上销售奖金，月薪过万元都是触手可及，再加上出差高铁一等座，住宿全部五星级酒店标准，对比我在三线城市每月 600 元的房租来说，经济上的成就感和外在的体面，虽然比不上很多进入咨询和投行领域的朋友，但是我的内心还是很满足的，也从来不知道所谓的焦虑和中年危机对我来说意味着什么。

但是，后来的事实证明：越容易满足的人生，隐藏着越大的危机。

我一入职，接手的虽然不是全国级别的核心市场，但是在小区经理负责的 50 多家医院里，我的市场销售额和指标，都排名第二。因为市场重要，我自然也得到了额外的关注和资源的倾斜。

我现在做一对一职业咨询规划，也会跟很多从业者讲，从公司来说，核心区域和外围区域都会锻炼从业者的能力，但是从职业发展来说，负责核心区域，尤其是全国级别的核心区域的员工，肯定要比负责外围区域的员工有更多的职场红利。

这不是"潜规则"，这就是医疗行业独特的"职场规则"。如果有负责全国核心医院的同事想要职业生涯上有所发展，却时时抱怨自己在区域里的把控力弱，认为还是外围市场相对轻松，从业者不妨问问他，如果和他角色互换，他是否愿意置换市场。

工作两年之后的年会上，由于业绩表现优秀，我顺利从销售代表晋升为高级销售代表，底薪也从最初的 6000 元涨到 7000 元出头。这时候我就发现一个严重的问题：我的底薪虽然年年有所上涨，但是对比很多一线城市的朋友来说，已经落后了。

更为关键的是，决定我总体薪酬多少的奖金部分有极大的不确定性，虽然底薪有所上涨，但是我在工作第二年拿到的全年薪水比刚入职的时候还要少。

那时候，我开始频繁地在求职网站上刷新简历。这倒不是出于求职跳槽的考虑，主要是希望跟了解这个行业的猎头建立联系，参考更多人的职业规划和发展，给自己提供借鉴。

这个举措后来给我带来了极大的帮助，让我有意识地去和见识更广的人交流，学习他们的经验甚至教训，避免自己犯相同的错误。

为了向人请教，我当时花了不少钱，有的是咨询费，有的是社交费。这一年，我花在外部咨询和自我成长上的费用，就将近 2 万元。在当时还没有知识付费概念的时候，这笔钱可以算得上一笔不小的开支。

请教了那么多人，我最终下定决心，平台复利比个人努力更重要，我还年轻，应该离开三线城市，去北京和上海这样的城市奋斗，哪怕有一天失败了，我还可以回到三线城市，拿着一万多元的月薪，也不至于差到哪里去。

于是，工作第三年，不顾当时大区经理的挽留，我毅然决然选择离开团队，成为当年的"北漂"一族，后来我写的一篇文章《昨天离职，大区经理在朋友圈屏蔽了我》，里面有很多内容也是我一部分职场经历的真实写照。

后来的故事，很多关注我比较久的读者就知道了。我在北京又继续做了几年的销售，然后转到了市场部工作几年，再后来，我继续转型，开始自己带团队，接着是现在被从业者熟知的医疗职场自媒体。

从销售转岗到市场部，这在北京真不是一件容易的事。

90% 的外企市场部都常驻上海，其他城市岗位机会少，加上面试者众多，其中不乏很多有市场部经验的人，所以竞争还是很激烈的。

单销售转市场的求职这条路，我就走了一年多，其中大部分时间都在打听岗位的信息。这段经历让我强化了高效收集和整合信息的能力，为我后来做职场自媒体打下了坚实的基础。

之所以想到从销售转到市场部，一是考虑到职业背景的复合性，另外则依然是出于薪资的考虑。

做销售，底薪比较低，大部分靠奖金，而奖金又不稳定。在北京，如果奖金不稳定，未来房贷、子女教育费用，甚至包括以后给父母养老，都会是一个很大的问题，尤其是，我当时在北京的销售团队，地区经理岗位空缺已经很久，比我早进公司而且在北京工作也比我久的销售大有人在。哪怕是有地区经理岗位空出来，即便我业绩表现优秀，绩效够好，内部争取到的个人品牌曝光的机会再多，晋升的时候也不可能轮到我。

快到而立之年，如果还没有在北京做到销售管理的岗位，我的薪资天花板和外部求职竞争力肯定都会大打折扣。

我曾在顶尖跨国外企的一线做销售，有过往良好的业绩，并且负责过核心区域市场，如果能转到同样是医疗行业排名前三的跨国外企的市场部，一方面可以培养复合型的职业背景，另一方面通过全年薪酬（Total Package）的转变，可以更好地把控自己的经济价值。

其实关于这一点，我也曾经和很多从业者分享过：销售岗位全年薪资 30 万元，求职跳槽，涨薪涨的是底薪，而不是全年薪资，拿不到奖金，可能比跳槽前薪资还要少。但是市场部全年薪资 30 万元，行业平均涨幅在 20%～30%，跳槽后薪资妥妥在 36 万～40 万元。

由于薪资涨幅的计算基数不同，单次跳槽就已经有如此大的差异，如果长年累月，市场部的薪资很可能远超很多销售。

更重要的是，我意识到，市场部和销售的晋升难度也有很大差异。

在市场部，普通员工的直线晋升曲线是：市场专员—高级市场专员—助理产品经理（APM）—产品经理（PM）—高级产品经理（SPM）—市场经理（MM）—高级市场经理（SMM）—最后的大"Boss"——市场总监（MD）。

在销售部门，普通员工的直线晋升曲线是：销售代表—高级销售代表—客户主任/大客户经理（KA）—地区经理（DM）—高级地区经理（SDM）—大区经理（RM）—高级大区经理（SRM）—最后的大"Boss"——全国销售总监（Sales Director）。

从销售代表升到地区经理，不仅要完成指标，而且要有充分的内部个人曝光，同时有直属地区经理和大区经理的支持，并且需要在从业者有晋升资格的当年，前面"排队"比他久的同事有明显的竞争劣势。当然，最重要的是有岗位的空缺。

如果内部无法从销售晋升到管理岗位，想要通过外部跳槽从销售升到地区经理也面临着巨大的困难。

而市场部的晋升规则就完全不同了，每一层级的晋升在还没有到产品经理之前，不需要去"熬"上一层级的空缺，而且每一个级别的晋升，基本上都在 1 到 2 年之间，只要有内部足够认可的项目，帮助完成充分的内部曝光，大多数都会在 1 年半左右升职。

一旦升到产品经理岗位，在内部转岗到销售团队做地区经理的成功概率就会非常大。

哪怕在产品经理的级别上，职业发展有所停滞，还可以在各大外企平台之间相互转换，而且从产品经理出去，至少会得到高级产品经理的职位。碰上有的外企，虽然产品线销售额相对较小，但职责范围因此扩大，如果可以负责核心产品线在全国产品生命周期的管理，未来则会有更大的职场竞争力。

我早期曾经给一位外企高级销售代表做过一对一职业生涯规划。他当时工作两年，业绩良好但算不上突出。我劝他，转去市场部走螺旋复合背景的发展。几年后，他已经通过市场部内部晋升和外部跳槽做到产品经理的职位，后来又通过内部转岗做到了销售管理，再过两年，成为大区经理的可能性就非常大了。

但是，如果他当时选择单纯在销售的岗位上朝着地区经理的职业方向发展，前面排队的人大有人在，哪怕轮到自己，晋升当年如果完不成指标，也不会有发展的机会。职场思维不同，带来的职业生涯也完全不同。

再往后的日子里，我利用同样的复利化思维，进行职业转型，走上了管理的岗位，带领团队发展。再后来，我就成为很多医疗行业伙伴熟知的职场自媒体人了。

很多人看到我现在做自媒体，做内容创业感觉很赚钱，但是我最初做自媒体的时候，第一笔收入只有 66 元，还是帮一位地区经理发布招聘广告获得的收益，很多时候都是零收入。直到后来靠内容的硬核吸引了很多求职者，开始做一对一面试培训，然后拓展到一对一区域汇报 PPT 培训，以及目前的一对一职业生涯规划。

靠着良好的口碑和不少伙伴的支持，我也和外部很多技能类培训公司，包括财商、家庭保障和英语学习类企业谈下了商务合作，每月合作的收入加起来，步入了 10 万元的行列中。

有的读者可能会好奇，为什么我会从原先的世界五百强的跨国医疗公司的一线销售代表，不断考虑转型，甚至转型到目前做职场和咨询类自媒体副业呢？

其实，这一切都归功于我过去遇到的职业瓶颈，以及突破职业瓶颈和个人收入的强烈意愿。

初来北京的时候，5 人合住，我自己的卧室不足 12 平方米，每月却要交超过 2500 元的房租。后来自己买了房子，但是因为距离问题，还得考虑租房居住。因为有了孩子，和父母同住，房租从单身时在三线城市的每月 600 元直线上升到每月 1 万元。作为北漂中的非京籍人士，未来还要支付子女上私立幼儿园和私立小学的费用。做销售也好，在市场部工作也好，对于经济基础一般的家庭来说都是巨大的负担，尤其是在外企，年薪资达到税前 80 万元左右就已经封顶了，而且在外企工作税前拿 80 万元的薪资的难度已经不亚于自己创业。

而且，对于在一线城市已经婚育的人士来说，赚同样的钱，时间自由，能给子女更多的陪伴，成为比每年涨薪 5% 或 10% 更重要的事情。

我初到北京的时候，顶着巨大的经济压力。这从某种程度上，也对我后来摆脱公司平台，自负盈亏做生意，有很大的影响。

因为不论"亏本"还是"亏钱"，都可能使我本来就并不富裕的经济情况雪上加霜，所以我在做一些生意上的投资时，非常谨慎，这也是我经常和很多一对一职业生涯规划的求职者提到的。做生意，未必一定需要重金投入，"轻资产"创业对每个人来说都是最理想的方式，尤其是后来给很多人做了一对一副业赚钱的咨询服务后，我发现，很多副业机会都是不需要投入太多资金的。充分利用自己的资源，整合身边的信息和优势，副业赚钱，也并不是一件遥不可及的事情。

写了这么多后发现，无意之中，我把一本书的"自序"写成了一篇"自传"。在快要结尾的时候，我在这里分享一件趣事。

很多人问我，为什么我的平台叫"凯叔药械升职记"。我自己叫凯叔（Calvin）。这是因为在注册公众号的时候，CALVIN 这个英文名字因为和某服装品牌相近，微信认证总被拒绝，所以后来干脆就用了 CALVIN 里的"C"的同音"K"，并引申出来中文名字。

至于为什么叫凯叔，是因为我觉得它比凯哥、凯爷和凯凯显得更亲切一些。

不少从业者都关心我在写书之后如何计划未来，这也是我一直在思考的问题。也许有一天，随着时间价值的经济产出增加，我就彻底不做一对一咨询了，但是不变的是：我们都在自己选择的道路上，越走越远，越走越好！

到这里，可能这是读者看到的最长自序了，在未来的日子里，我希望和我的每一位读者都能继续携手，共同前行，因为每一个再小的个体，都能成为自己的品牌！

凯叔（CAVLIN）于北京

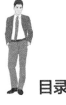

目录

第三章

求职简历修改指南 / 99

第四章

求职面试培训指南 / 117

第一章

药械行业的
职场危机

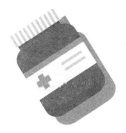

一、带量采购和阳光挂网下的药械职场危机

如果说，医疗行业也有热点，那么莫过于各类不断变化的政策了，其中医药行业的"4+7带量采购"和医疗器械行业的"阳光挂网"，已经从各个方面影响了每一位医疗职场人的职业发展。

带量采购是相对集中采购而言的，指的是在药品集中采购过程中，开展招投标或谈判议价时，让企业针对一定采购数量报价。4+7带量采购，是国家挑选了4个直辖市和7个省会城市——北京、天津、上海、重庆、沈阳、大连、厦门、广州、深圳、成都、西安，实行带量采购政策。阳光挂网，则是器械行业将产品在区域里的招标全部改为网上招投标，实行网上限价竞价，阳光采购。

4+7带量采购政策刚出台的时候，笔者和一位外企的大区经理在线上开课，讲4+7带量采购政策下，药品从业者的职业走向。当时笔者就认为，不论是医药代表，还是器械销售，都要考虑阴天备伞，早做准备，目前政策的变动只是前兆，真正的暴风雨即将来临。

当时有人曾经私信笔者说，普通的一线业务代表做好自己的事就好，关注政策没什么用。

还有的人说，"部分自媒体传播焦虑，中国老龄化的趋势在加快，医药产业有着光明的前景！现在"4+7带量采购"，就是在淘汰一些学术能力差的从业者真正的学术推广必然将迎来春天"。

不知道在现在的各类医药和器械行业的政策下他们是不是还

这样想。

医疗行业的现行各类政策比所有人想象得都要严肃和认真。

一位医药外企的大区经理朋友和笔者在微信里聊天时，发给笔者一份他负责的区域里核心城市的停药统计表。从表里可以看出，几乎 65% 以上的销量受到影响，其中波及的核心医院超过 20 家。更严重的是，部分医院还在这个节点上清退库存。

1. 职业危机，从来没有离每一个人这么近

笔者之前看到过一篇文章，文章讲到，别因为带量采购来了就恐慌，而且因为中国的老龄化趋势在加快，所以医疗健康行业依然是朝阳产业。

看到这里，笔者觉得这样的结论简直就是盲目乐观，就好比有人说 GDP（国内生产总值）每年都在涨，所以我们以后会越来越有钱。

还有人说，行业政策会淘汰掉一些学术推广能力弱的一线销售，学术主导的公司和人才将迎来更大的机会。

药品和耗材的集中采购是针对某些产品在指定区域的政策。难道说，国家在定名单的时候，还会帮某些公司去区分一线销售代表学术推广能力的强弱吗？

比焦虑更可怕的，是盲目乐观；比无法解决问题更可怕的，是不能正视问题。

未来的医药行业可能会迎来期盼已久的全行业学术氛围的净化和全行业尊严的提高，但是在转型的阵痛里，势必要有一大波人的职业生涯会被不可逆转地牺牲掉。

过去，很多人都把医疗行业看做朝阳产业。医疗行业的从业人员，出入五星级酒店，出差坐高铁一等座，但这都不是关键，一旦受到外部变动的影响，这些待遇都会降低，笔者就听说有不下 10

家外企已经限制差旅费用了。

医疗行业没有人们想得那么好，但是也没有当前从业者想得那么糟，尤其是在二线和二线以外的城市，外企的福利和待遇还是可以形成差异性的竞争力。

但是，对于每一个从业者来说，能不能利用这个时间差，做好五年甚至十年后的职业规划，是现在要考虑的关键问题。

不少医药销售在面试的时候，都说自己沟通能力强，跨部门协调能力好，但是他们有没有考虑过一个问题：从业者能用可以量化的标准去评估这些能力表现吗？

主观的能力正在贬值，除非这个行业的从业者能用这些主观能力进行自我升值。有时候，一个人良好的学习习惯和储备的知识未必能直接赚钱，但是会持续提高他的认知、层次和所接触的圈子。

2. 要快点赚钱，但是不要赚快钱

在提高自己的过程中，也要培养势能。寒冬之下，抱团取暖和渐进式的持续发展尤为重要。

在这个时代，一个人能以多快的速度整合资源，就能以多快的速度解决问题。要尽快让自己的步伐大起来，但是不要只是贪图一时的经济回报。

笔者之前曾提到，职场是人生的自由竞赛，从业者可以选择任何一种方式抵达终点。

爬向职场食物链最顶端的同时，还要保证有可以随时平移的能力。

很多人都羡慕销售总监。笔者曾经分享过几位销售总监的薪资情况，年薪百万元基本是外企销售总监的标配。

虽然说级别越高岗位越少，但是船大好不好调头，完全取决于

一个人选择在哪片海洋里航行。

笔者有一个当全国销售经理的朋友，他离开外企后，加入一家民企，在北京专门做大型产业园的运营，把旗下楼盘出租或出售给医药行业的创业企业。

对他来说，待在内资企业做运营总监和回到外企做总监只是两种选择而已。

他回到外企后，原先医疗产业园的业务，如果遇到合适的机会和人脉，依然可以被当作副业。这就是选择的自由。

很多人一谈赛道更换就以为是转行，其实不是，赛道更换的只是路径，而不是目的。职业变动要好好规划，而不是为了一个看似更高的职级来回瞎跳，更不是在一家公司熬到老。

某家外企从销售代表到地区经理，中间居然设立了 4 个职级，平均两年升一次，指标达不成还得顺延，从业者应好好想想，这得熬到什么时候！

这样的岗位往往有更高的职场风险，随着风险的不断提高，很多人最后的职业幻想会逐步被打破……

3. 眼界决定远方，思路决定出路

比如说，医药行业不景气，很多人都选择转行到器械行业，关于这一点，网上也有一些声音：

器械行业也不是完美的，有些产品需要跟台，还要频繁出差。高值耗材也在改革，今天的药品行业就是明天的器械行业。

这种说法倒是说得都对，但不是从解决方案的角度来考虑的，如果一位药品从业者的预期，是把器械作为职业生涯完美的避风

港，那肯定是不合适的。再好的领域，也一定有拿不到奖金的人。

3年前，笔者写了很多关于药品转器械的文章，当时有很多工作三四年的外企医药代表凭着不错的背景和业绩，成功转行到外企器械公司，经过3年的打拼也好，熬资历也好，有不少人已经成为地区经理。

6年升到器械地区经理，在医疗行业，这种晋升速度也算是很快了。

器械不完美，但可以预见的是，由于4+7带量采购的全国推广，未来将有越来越多的医药代表主动或者被迫离开，器械的准入门槛也将越来越高。

除了少部分人有能够彻底离开医疗行业的能力，剩下的大多数从业者都还需要在医疗行业的各个细分领域——临床器械、体外诊断、基因检测、牙科口腔和医疗美容等，寻找属于自己的职业定位。

之前总有人私下问笔者，如果转做器械，是去美敦力好，还是去强生好，这类问题笔者一般都不想回复。

一个录用通知都没有，每天就是空想。就好比一个人刚上小学，就在纠结以后上清华还是上北大，一点意义都没有。

先让自己有选择的权利，再纠结选择的目标，才是最实际的思维方式，否则纸上谈兵的空想才是最不切实际的焦虑。

在未来，医疗行业将面临更大的挑战，很多在外企工作三四年，工作业绩优秀，再有一两年就可能升职做地区经理的从业者，都可能会因为外部政策的变动断送掉大好的职业生涯。

毕竟，在整个医疗行业里，想做地区经理，第一要素就是完成指标，而指标的完成取决于很多因素，其中不少因素都是无法人为控制的外部因素，比如医院出于控制药品和器械费用的考虑，对某一医药或器械产品限制使用。

前途的不确定性在与日俱增，又没有能保底的选择帮助自己实现职业生涯的软着陆，医疗人面临的挑战，需要我们比以往有更深度的思考。

有一位销售代表的区域因为 4+7 带量采购的原因，举步维艰，公司因为裁员还要给赔偿，所以暂时留着底薪，并不裁员。

从进入医药行业算起，8 年时间，他经历过 3 家外企。早些年，企业对销售费用的报销审核还没像现在这么严格，确实赚了些钱，那时候一年的收入比起同一年进入其他行业的很多人来说，已经算非常高了。

和他一起进入外企的很多人，虽然有不少人奖金拿得没他多，但是当时带着赚了的钱，离开了一线医药代表的岗位，有的去创业开店，有的做起了器械经销商，现在比较起来，他觉得自己反而成了最惨的那个。

他如今再在市场上找工作，30 多岁，拿着一份销售指标完成50% 多的简历，发现从年龄到性价比，他都不是很多公司的第一选择了。虽然不想在公司一直这么混下去，但是辞职即失业，他不知道离开公司之后，又能去哪儿。

（1）抬头看天和低头做事同样重要

如果从业者觉得医药和器械的带量采购只是会对相应地区的人产生影响，自己依然可以和过去一样无忧无虑，管好自己的小地盘安然过一生的话，那么当危机到来的那天，这个人一定没有做好准备。

按照以往外企的财务管理规律，如果外部资金流受到影响，对内部的传导顺序一般是：财务预算降低，然后市场投入降低，人员扩编暂缓，在依然满足不了财务要求的情况下，人员缩编，也就是裁员。

但是,这个顺序是循序渐进的,换句话说,起效最慢,耗时最长。很多公司不会按照这个节奏一步步走,而是快刀斩乱麻,直接进行裁员。

一方面,这样的效果立竿见影;另一方面,给投资人的报表也好看。

从长远来看,今天的药品行业就是明天的耗材行业,只是时间早晚的问题。问题迟早会发生,关键是身处这个行业里的每个人是否做好了应变的准备。未雨绸缪,晴天备伞;离开温水,突破舒适。

医药或者器械行业的一线销售,很多人都不是天天去医院的,还有一些人,早上一觉睡到 10 点,上午在门诊转一圈,算是完成一天的工作了,遇上基础不错的区域市场,在季度末关账的时候,发现奖金又能拿不少。

保持这样的习惯,不出一年,惰性就培养起来了。刚开始的钱太好赚,后面就懒得再努力了。久而久之,除了一部分人升到地区经理,剩下的大部分销售都卡在了一线代表的级别,迟迟升不上去。

晋升和很多因素有关,工作多年做一线代表也没什么丢人的,但是在这个过程中,如果没有培养起来自己的核心竞争力,往后的日子就会越来越难。

离开温水,并不是说一定要离职跳槽,而是说在现有的基础上,不断打磨自己的能力,积累自己的行业人脉,不断地学习和进步,不能只知道自己市场里那些每天重复发生的事。

（2）身家不可替代,身价才能保全

在过去的医疗行业,很少有人思考自己的不可替代性在哪里,更别提有意识地去塑造自己在行业、领域和公司里的个人品牌。

如果我们每天的工作只是之前的重复,那就不叫 7 年工作经验,而是一个经验用了 7 年。

有个做了两年地区经理的从业者，他因为和新来的大区经理管理风格不是很搭，经常被叫去谈话，一度产生了离开的想法。

但是后来他告诉笔者，暂时不准备看外部机会，因为在频繁的协访里，他让大区经理认识到了他的重要性。

尤其是在一次协访里，他和以前认识的一位比较年轻的客户，在学术话题上进行了深入的交流，这让他的经理感觉到了他的不可或缺：不仅能够与外部大客户相处融洽，也能就学术话题和年轻医生无障碍沟通，达成最终的目标。

没有人有义务花时间主动适应另一个人，除非我们能首先证明自己的价值所在，没有靠山的时候，自己应该成为自己最闪亮的名片。

（3）既要向上努力，又能向右迁移

职场发展本来就是独木桥，一个团队只能有一个地区经理，升职也是由年龄、入职时间、业绩表现等多个因素决定的。所以，如果一个从业者想成功晋升，要有运气，也要努力。

但是，努力的同时也要考虑职业风险，毕竟不是每个人都能有机会晋升。如果在本公司无法晋升，自己的退路又是什么？

很多人年轻的时候没有仔细考虑这个问题，觉得区域的任务目标达成得不错，每季度拿3万多元的奖金，在二、三线城市过得也算舒坦，想那么多做什么。结果，到了想晋升的时候，已经工作7年了，在本公司升职无望，跳槽去其他公司至少还得熬个2到3年，这就差不多10年，如果内部还是没有晋升机会，基本上和地区经理的职位也就无缘了。

但是，如果一位从业者能准确判断形势，在工作第二年的时候，看到自己在公司哪怕业绩达标也升职无望，去其他公司拼个5年左右，也不影响升职地区经理。而且在这几年的时间里，他有足够的机会和一定的可能性，把前面的老员工都熬走。

"剩者为王"，但要知道什么时候走，什么时候熬。

坦白说，现在医药和器械的行业形势并不乐观，未来一年的挑战也显而易见，躺在功劳簿上吃老本是最危险的想法。

千万不要等水熬干了才发现，否则虽然没有成为"被煮熟的青蛙"，但是也逃不开这口"没水的铁锅"。

让自己拥有随时可以选择的权利，才是职场上最大的安全感！

（4）去外企还是民企，要有自己的判断

之前一位医药代表问笔者，现在的行业形势下，是不是转型到国企或者民企会更稳定？

笔者认为，这种想法本身并不成立。

首先，如果不是在 4+7 带量采购或者阳光挂网的城市里，他所认为稳定的国内企业以后能否在新政策下稳定分羹还未可知。而且内资企业数量庞大，且不谈选择哪家才能持续稳定，单论习惯于外企的管理风格和工作环境的人去了内资企业能否适应，这就是一个重要问题。

如果行业继续紧缩，外企未必是第一个受影响的，也不是最后一个。

如果是被迫离开外企，去应聘内资企业，很多内资企业的管理者也能理解一二。但如果因为行业不景气，被迫从内资企业离开，求职的时候，对方的第一反应一定是：什么？你在国企也会被裁员？继而将求职者的求职原因判断为能力不足。有时候在面试时，对于能力不足和优秀，面试官很难做出量化和客观的评价，这里面其实有很大的主观因素。

带量采购之后，有人迎来了寒冬，有人迎来了短暂的春天，但是"气温"普遍下降已是不争的事实。我们的目的不是根据行业如何来评判自己能力有多大,而是在经历酷暑寒冬的时候,一步步靠近自己的梦想和目标,哪怕每一步只前进了一厘米。

(5)北上广,三线小城,选择没有优劣

北上广有梦想,三线小城有生活,没有绝对的好坏优劣。

外人看来,每一个医药代表或者器械代表的生活都是光鲜亮丽的,就像笔者所说的,很多外企人出差,动辄出入各种五星级酒店办会和住宿,手持各大酒店集团和航空公司的金卡、白金卡,出差高铁一等座全报销。但是除去工作,生活的质量怎么样,只有自己知道……

笔者自己也是从一线城市熬过来的,相信每个在大城市,尤其是北上广打拼的药械代表都有过下面的体验:

每当季度末过去的时候,总感觉人生又松了一口气,但是却又需要紧张地投入到下个季度的销售工作中,看到有些人躺在家里也能拿满奖金,而自己辛辛苦苦,天天拜访客户却依旧只是基本达成指标,家人都劝说回家吧,但还是有很多从业者想坚持自己的梦想。

从业者也会经常迷茫,不知道当初选择医药行业是否正确,三五年过去了,顶着个高级销售代表的职位,跳槽也升不了销售经理,不知道未来在哪里,总感觉自己无论多努力,却依然徘徊在最基本的生存线上。

这个行业的从业者很焦虑,倒不是因为看了很多"鸡汤"类的文章,而是眼看着房价一天天上涨,每月攒下的工资却离首付还很远,更别提未来还贷款和负担子女教育费用了。

每天上下班去拜访客户,都像到西天取经一样艰难,大城市医疗行业的从业者经常需要起个大早，北上广深的通勤时间甚至能达到 2 个小时。

从业者早上 6 点起床，匆忙洗漱，为的是见到客户一眼。忍受着地铁里各种异味，每天都被挤成"肉酱"，却不断告诉自己"千万不能迟到啊，迟到了就得等一天了"，结果见面之后，也不过是匆匆聊上一两句。

本来发个信息就能解决的问题，却因为市场竞争激烈，为了赢得一份良好印象，要当面传达到。

还有些大城市的销售，每天上下班来回就要 4 个小时，为了生存拖着疲惫早出晚归，碰上有些产品需要手术跟台，手术排期靠后，经常都是夜里才下手术台，年纪轻轻，就经常感觉体力不支。

还有些时候，为了等一些客户的门诊或者手术结束，销售要等到很晚很晚。

周末的会议需要销售陪同或"站展台"。在五星级酒店里，从业者做着有时候自己都觉得并没有太大技术含量的工作，甚至感觉在透支生命，尤其是深夜走出医院，或者周末从展会回家，看着闹市区的灯红酒绿，感觉和自己没有任何关系。此时此刻，只想赶紧抱着家里的枕头，好好地睡上一觉。

毕竟，第二天还要早访客户。

在医药和器械这两个行业里，从业者一遍又一遍地传递着产品的学术信息，却总是打不赢那些"关系户"，总感觉努力和回报完全不成正比。

有的器械公司，其代表对经销商的管理权很弱，不少经销商也都只听地区经理和大区经理的"安排"，对自家渠道都没有掌控力，更别谈外部客户了，尤其是不少医药和器械代表的可替代性在工作几年后依然很高，有些企业为了降低成本，更愿意招聘那些刚走出校园的毕业生。

收入涨幅远远赶不上房价涨幅，买房的压力就像一座大山，压得职场人喘不过气来。

奖金拿不到的时候，只能靠底薪过活，8000 元的底薪，五险一金和个税扣完，到手也就 6000 多元，在大城市一间合租房 2000 元出头，每天上下班地铁和打车费用加起来，一个月至少也得 300 元。忙到没时间做饭，一天三顿饭，两顿叫外卖，一个月至少也得 1500 元，加上话费、服装、生活用品、水电、宽带等日常花销，只有底薪的日子里，不贴钱就算不错了，甚至还会发现隔壁产品组新入职的毕业生的底薪，比工作了一年涨薪后的自己的基础底薪还要高。

工作几年，有人从初出茅庐的销售代表，变成了销售经理、产品经理，成家立业；有人毕业至今，依旧单身，存款全无。同龄人的冲击，让自己更加怀疑在大城市打拼的意义所在。

在大城市打拼，拿着和三线城市一样的奖金，还要承担比三线城市高出数倍的生活成本，确实很不容易。

很多从业者在求职的时候，曾经不止一次问过笔者，到底是留在北上广，还是回到家乡？

微薄的存款和无底洞般的负债，是摆在一线城市很多医药和器械销售面前非常现实的问题。如果单靠工资的收入，没有存款的基础支撑，就连购房首付都会是个大难题。

笔者的想法是，除非从业者能在北上广充分利用这个城市带来的人脉、资源、职场的各种可能性，获得比单纯在三线城市更高的薪资和更多的机会，否则早日回到家乡未必不是一件坏事情。

带量采购和阳光挂网加速了整个行业的洗牌和人才的流动，对行业中的每个人来说，既迎来了新的机会，又要面对更多的挑战。做好当下的事，从现实开始规划，才是决定五年后自己职业生涯的重要一步。

二、药械销售的危机管理

4+7带量采购和高值耗材的阳关挂网的政策出台以来，一直受到从业者的持续关注，但是发展到现在，基本上很多人已经看到了本质：产品中标，因为保证带量，所以一线销售团队可能会面临压缩；产品落标，因为丧失准入资格，一线销售团队同样有被裁员的风险。

不少医药和器械外企，为了应对外部挑战，都在整合销售团队。在这种组织架构的变动中，也有不少人被迫选择离职，同时这也释放了另一种信号：医疗行业在外部危机产生的时候，从业人员随时都可能丢掉工作。

以往大学生一毕业就进入医疗行业外企，运气不错第一年就能拿到20万～30万元的薪水，按部就班从销售代表一路升级到地区的经理，在三、四线城市过着不错的日子，这在未来将变得越来越有挑战性。

寒冬之下，最重要的是活下来，如何提高自身的不可替代性，避免成为"裁员中年"里的一员，成为很多医疗职场人眼前需要思考和反省的问题。

1. 医药器械中年从业者的现实烦恼

关于中年，笔者一直在想，在医药和器械行业里，究竟如何界定"中年人"这个概念，毕竟第一批"90后"已经30岁了。

十年前，毕业后加入医疗外企曾经是大多数人梦寐以求的选择，出入五星级酒店，高铁动车一等座，全国出差，从业者每个季度如果能完成指标，到手的薪资还是能和很多行业的薪资拉开差距的。

医疗外企在扩张的那几年，有的人用赚到的第一桶金上岸创业做买卖；有人凭借在公司积累的人脉，摇身一变成了经销商；有的人趁着团队发展的东风，一路晋升，做到了大区经理，现在虽不是锦衣玉食，也算是位高权重。但是如果行业遇到紧缩的政策，退潮之后，有人搁浅，有人裸泳。

医疗行业的内部晋升，靠能力，也靠运气。有时候，运气甚至比能力更重要。同时，外企对于人员晋升有严格的"规则"。能力，从来不是晋升所考虑的唯一因素。

按理说，入职5年如果有地区经理空缺，而你能力不错，就可以考虑升职了。但是如果前3年是销售冠军，后两年只能完成70%，哪怕原因是客观的政策变动，与个人无关，这个从业者依然不太可能晋升为地区经理。但是，如果一位从业者前两年没有完成指标，接着连续三年获得销售冠军，在第五年，他的团队里地区经理岗位有空缺，那他升职的可能性就会大很多。

这也是笔者之前跟很多从业者提到的，同样是5年时间，一个人的能力并没有明显变化，但是业绩好坏的先后顺序对职业生涯的影响有至关重要的作用。

很多人没有升职，不是因为能力差，只是单纯运气比较糟，刚好在升职那年，碰到了人力改变不了的客观状况，升职的机会就错过了。

对于大部分人来说，一生之中也就那么一两次晋升机会，如果错过，很可能就要面临着卡死在一个职级上的命运。笔者有很多一对一面试培训的从业者，尤其是面临生育问题的职场女性，工作 5 年，刚好 30 岁左右的年纪，因为生孩子错过了很多晋升机会。

很多一线销售的老员工在求职的时候，经常会被企业用年龄的"潜规则"给筛掉。

2. 更年轻的队伍正在替代前人

很多 HR 都说三四年的工作经验就可以了，不少"老人"开始抱怨：年轻人怎么可能做得好，我可是有 8 年的行业工作经验。但是，他们忘记了，他们在工作三四年的时候也曾经告诉过面试官，我有激情，有能力，能和那些工作七八年的人做得一样好。外企正在更新年龄层。很多人觉得诧异的时候，可以回头看看，外企只是更新了年龄，并没有降低对工作经验和年限的考虑，比自己年轻、有一定工作经验、有激情、工资性价比更高、靠谱踏实的人，正在取代自己。

笔者毕业加入外企后，直属经理曾告诉笔者，对于毕业生来说，如果想在公司升职，就在一家公司拼命做 5 年，哪怕遇到解决不了的问题也要想办法搞定，不要因为看到外界各种诱惑而选择离开，除非有一些特殊情况。

当时，笔者觉得这就是赤裸裸的"鸡汤"。但是，当笔者今天跟很多销售做一对一职业发展培训的时候，这句话也是笔者会分享的。不同的是，因为很多前来交流的朋友都有工作经验，所以个性化的探讨会更多些。

原来，经理当年说的没错，只是"除非有一些特殊情况"里的"特殊情况"，他没有告诉笔者。

我们不能抱怨别人没有和自己分享所有信息。因为分享信息这件事本来也不是别人的义务。

职业发展最怕的就是信息和认知不对等。如果知道了哪些是深坑，哪些是弯路，哪些要绕行，哪些要坚持，可能结果就完全不一样。最怕的不是不知道，而是觉得自己什么都知道。很多人都喜欢听成功的故事，但是那些失败的教训也是帮助一个人避免入坑的宝贵经验。

3. 职场焦虑，没有你想得那么糟

在外企，有两种人过得最舒服：一种是一路晋升，按照每个时间节点，准时准点，打怪升级；另一种是只要完成指标，拿到奖金就觉得幸福的人。

想要的得不到，得到的不满足，在这样的情况下，焦虑是必然的结果。所谓的停止焦虑，过好现在的每一天，等到你真正有困难而自己无力抵抗时，才发现这句看似乐天派的信条多少有点儿不现实。

一个工作八九年的一线销售人员，能力不弱，又想晋升，但是依然看不到升职的希望，不焦虑反倒是怪事。在外企，毕业之后，3～5年升地区经理，8～10年升大区经理的速度很正常，但在医疗行业，永远别想着加速职业发展，因为常规速度就已经是最快的速度。

外企对中年人可能会越来越不友好，但是，对于年轻的后来者，这正是他们拼搏努力的动力所在！在这样的环境下，如果想突破中年瓶颈，笔者给出以下几点建议。

（1）满足市场的动态需求

市场是不断变化的，因此市场需求也不是一成不变的。如果停

留在已有的舒适区里，很难让一个人体现他的价值所在。这样的人最容易被裁员。优秀的定义，应该是能不断刷新自己存在的价值。

有个做地区经理的朋友给笔者分享过一个故事：他们团队有两个人很能干，一个一直在负责区域里的几家小医院，另一个一直在负责区域里的核心医院，两个人能力都很强，都很努力，指标完成情况也都不错。有一天，新的大区经理从外面空降下来。关于区域管理，他提出了一个新的建议。他认为，如果一个销售做同一个区域时间久了，难免思维会固化，所以提出团队内部成员互换区域的提议。这样，一方面可以启迪新的思路；另一方面，也要看看哪些人可以保持优秀。

结果，原来负责小区域的同事接手核心医院后，有效联动了原来的客户，甚至还推动了原区域部分客户观念的转变；原来负责核心医院的同事接手小医院后，在心态上总是调整不过来，认为是有人故意"整他"，带着这样的心态，日常工作中难免消极应对。新来的大区经理几场市场汇报听下来，就建议"换人"了。

其实，对很多资深的销售来说，失去了学习的意愿，也就丢掉了成长的空间。

有多少人，在做区域市场汇报的时候，都没有通过个人的演讲说明自己付出的努力，而只是把自己的数据和现状，用几张谈不上美感的幻灯片展示出来。这样别人既看不到你的努力，也看不到未来市场的潜力。

公司的培训，大多数都是群体化培训，但是个人的痛点和需求往往需要自己去挖掘和解决。培养学习的意识比现在所处的阶段更重要。

笔者两年前对行业里的新闻并不十分敏感，但是后期坚持持续输出，倒逼输入式的学习，加上适当的方法，现在，对于各类信息的把握和体会比两年前上了不止一个台阶。

行业形势下沉的时候，很多人都可能会面临过去不曾想到过的职业风险，但是如果在变化时把握机会，也有可能获得之前未曾获得的机会。

如果无法在内部形成预判式的自我转变，那起码在外部变化来临的时候，能快速适应，完成自我赛道的切换，这样也未必会错过个人成长的末班车。

（2）驱动市场发生良性改变

很多时候，我们的区域市场会遇到很多困难，比如医院投标失败、产品限量、进院受阻，等等。在很多区域市场里，这些困难有时候已经超过了一线销售人员所能解决的范围。这一点，很多在一线做市场的销售人员都深有体会。

但是笔者希望从业者认识到的是，上面提到的这一点，我们清楚，地区经理也清楚。

销售可以无法达到目标，但不代表可以停止努力。举个例子，有个销售代表说自己从药品转做器械后，一入职就接手了一个需要新开发的区域，产品虽然已经进院，但基本上都是零销量，他之前没有器械销售的经验，做了几个月下来感觉经销商比自己还强势，很担心做不好这个市场，更担心试用期被裁员，问笔者怎么办。

笔者说："其实解决方案很简单，建一个微信群，把经销商的经理、一线经销商代表和自己的直属经理邀请进群，每天下午5点半，准时把当天的工作进展发到群里。"

后来他真的坚持了两个月，最后的市场并没有突飞猛进，但是他让自己的存在价值被关注到，并通过汇报有效传递了他在区域中为促进市场转变所做的努力，让从业者看到他每天采取的实际行动，确实一步步是朝着正确的方向前进。

转正之后，他新增了一个核心区域，原来待开发的空白市场也不作为强制的单项考核标准了。

工作努力，不是为了在朋友圈展示给别人看，而是为了见证自己每次克服困难后，真正意义上的成长和提高。

很多人在职业发展的过程中，不去仔细思考自己的未来究竟怎么走，而是每天重复着跟过去一模一样的生活，做着和刚入职的时候一模一样的事。行情好的时候不逼自己成长，行情不好的时候难免会迷茫和焦虑。退一步讲，如果客观情况确实不是个人能力所能改变的，自己竞争力无法量化评价的时候，个人就要思考可以变通的 B 计划。这样，在当下的职业发展遇到瓶颈的时候，你才能真正在赛道的迁移上游刃有余。

从一线销售代表转岗到中央市场部或者区域市场部，或者跨区域晋升到销售经理，都是在同一家公司向上职业发展的途径。这样的职业发展路径，也是很多公司为内部发展员工提供的机会。

笔者见过很多销售人员，一旦区域任务目标无法完成，第一时间想到的就是离职跳槽。这样的职业习惯一旦养成，这些人就会受到外界单一利好因素的诱惑，而失去了长久以来在公司积累的人脉和口碑。

（3）主动突破重复性工作

一些资深的销售人员，由于对区域市场非常熟悉，难免产生思维惯性，觉得每一年都是在重复上一年的工作：把去年搭建的学术平台重新搭建一遍、把去年办过的区域沙龙再办一年。还是熟悉的内容，还是一样的形式。如果是这样，换一个人做又有什么区别呢？

很多人都说，从业者都在这样做，毕竟很多传统的东西已经很难做出花样了，但是如果我们仔细去复盘，也许对很多事情又会有新的体会。

真正的稳定是不断被量化的自我实力。

很多一线的销售人员虽然平常喊着太辛苦太劳累，白天跑医院，晚上填表格，但是如果我们仔细研究，就会发现他一天真正用在工作上的时间往往连 8 小时都没有。

有些销售人员等到临近中午才去门诊"转"一圈，剩下的大部分时间都在等待客户。大量的时间被肆无忌惮地浪费。一天下来，回顾整天的工作，他们往往感觉很辛苦，实际却没做什么，更谈不上个人的能力在见面的短短 5 分钟里得到真正的提高。

一个人能在每天的工作中看到自己的进步和成长，才能真正塑造危机来临时的稳定。在这方面，之前有个地区经理就做得很好。他会要求团队成员在陪同参加会议的时候，每个人都要选一个热点学术课题重点记录，并在区域会上分享，同时在最近一期团队的区域学术沙龙里嵌入这个课题。

这样一方面保证了团队成员自身的专业性；另一方面成员也能在区域学术会议的举办上和专家就这个话题深入互动，凸显自己的学术能力。

裁员落在谁的身上都不好过，如何避免成为公司裁员时被考虑的"第一人"，值得我们反思。只有不断提高自身的"不可替代性"，我们才能在行业的寒冬里安然无恙。否则，真到了上有老下有小的年纪再开始准备，可真就来不及了。

4. 出路和希望并存

35 岁职场人的危机感往往是很重的，但这并不意味着只要人在职场，35 岁就是一道迈不过去的坎儿。经常会有读者给笔者发消息，问笔者为什么 20 ～ 30 岁的医药代表很常见，30 ～ 40 岁的医药代表很少见。笔者来说说 35 岁以后的医药代表都去哪儿了。

其实，这个情况并不是医疗行业专属的，很多领域都有这样的情况。35 岁之后，如果还没有做到管理层，在企业里就会被边缘化。

对于 35 岁以后职场人的出路，我们可以看到的是，有的人从外企离职，去了国企或者是民企做管理者，如果赶上个好产品，内部费用报销的审核又不严格，日子也还算过得自在，带着几个人的团队，管着几个大省份，经济上压力也不太大。

有的人因为进入医疗行业比较早，早些年拿了不少奖金，赶在中年的关头开个饭店或酒吧，专门招待这个行业里的精英。有的人积累了较深的行业人脉，角色也从厂家变成了经销商，代理自己以前公司的产品，公司里的管理层都是以前和自己在市场上一起拼过命的兄弟们，也算是完成了人脉变现。还有些人跑去读了 MBA，借助同学会的资源转行到其他领域工作，有的去做互联网医疗，有的做风险投资，还有的人彻底离开了医疗行业。

医疗行业 35 岁的销售代表，在出路方面，因为职场的瓶颈，反而呈现了更加多元化的选择，为什么会出现这种情况呢？

这个问题，还得从过去这个职业的发展和现在的形势来看。

医疗行业，从职业发展的角度来说，是一个非常特殊的行业，这里既包括制药企业，也包括器械公司。大部分的行业是前人栽树，后人乘凉，唯独医药行业，更多的是前人享受了丰收的果实，后人需要承担溢出的边际成本。

（1）回不去的过去

十几年前，很多外企刚进入中国，带来了很多优秀的产品，也带来了先进的治疗理念。那时，国内的医药和器械公司还没有现在这么多；很多外企公司的产品，同质化现象也远远没有现在这么严重。所以，那时候的外企人在行业内的地位还是比较高的，受到的认可度也很高，尤其是器械销售。毕竟很多新产品涉及新的手术方式，需要跟台来完成。那时候器械的培训中心对很多年轻的医生来说都是学习的天堂。同时，当时的费用报销比现在要轻松许多，可谓是"外松内也松"，各种推广方式组合下来，既能让客户开心，自己也能达到目的。那个时候外资的医药和器械公司代表如果能完成指标，很多人真是赚钱。

（2）看得见的未来

那些人发展到现在，基本上也都是 30 多岁了，传统角度来说，基本上都走了以下几条路。

①职业经理人

有一部分人从一线销售，靠着不错的业绩，一路晋升到销售经理、大区经理，有的还做了培训讲师和市场部产品经理。

②转行器械

有一部分医药销售从药品行业转到器械行业。这里面包括销售低值耗材、高值耗材和设备。虽然我们很少见到 30 岁的医药代表，但是 30 岁的器械销售却并不少见。

③经销商

很多医药和器械销售拿着最初赚到的第一桶金和长期在区域里积累的人脉，转身一变，做起了器械的经销商。这一类人也不在少数。

很多职场中年人离开医药行业一线销售的岗位，不是看不清自己的未来，而是看得太清楚了。他们知道，如果未来继续维持现状，自己的职业发展大概率是原地踏步，甚至是退步。

④保险经纪人

越来越多的药品和器械的销售都转去做保险经纪人了，尤其是很多外企出身的人。笔者有一个以前认识的猎头朋友，也转身成了一名保险销售。

⑤新兴领域

这类领域主要是和"互联网＋"医疗有关，包括百度、腾讯、微医、好大夫、丁香园等，还有一些做人工智能和大数据的公司，这里面有的职位是面向医生，有的职位是面向医院。

⑥会务服务公司

伴随着更多企业学术推广的需求，在会议筹办方面，很多公司不直接进行现金接触。在这个趋势下，有的销售开起了旅行社，专门做会议接待的工作。

总体来看，很多过了35岁还没有做到地区经理的人，除了部分做高值耗材或者设备的销售以外，如果还是做医药代表，负责区域里不大不小的几家医院，后面的职业生涯将越来越难。

在这样的情况下，转行的那些人后来过得怎么样呢？

有一位从业者在同一家公司一路晋升到地区经理。2015年，正是互联网医疗声势浩大的时候，各类在线问诊和挂号的平台层出不穷。为了吸引传统医疗的人才，这些公司动不动就会用期权激励和上市吸引这些人加入。在当时的环境下，他也选择了投身互联网医疗，放弃了管理岗位的同时，也放弃了原本主流的职业发展路径。后来，国家叫停非正规网络问诊，在线挂号的政策也不断紧缩。这直接导致很多互联网医疗公司因为拿不到融资纷纷倒闭。那时候他才察觉到，互联网医疗并不像原本想象的那样是淘金圣地，于是又想找机会回到传统医疗的圈子。

他在网上投了不少简历，但是回应始终很少，给面试机会的企业就更少。后来和几个认识的HR私下聊起来，他才明白了求职受阻最主要的原因就是职业的连续性受到了影响。

医疗圈真的是一个很传统的圈子。不管从业者过去拿过多少销售冠军，做过多少次销售冠军地区经理，在哪家 500 强制药或者器械企业工作过，只要他离开这个主流圈子，再想回来可能就没这么简单。

我们通常认为，转型能培养跨领域的创新思维方式，在现有的职位贡献更大的价值，但在现实中，HR 好像对这种说法并不买账。

5. 年龄的分水岭，一直都在动态变化

35 岁还是 40 岁才是职场分水岭？

这个答案从来都不是一成不变的。笔者看到很多企业在招聘的时候，一律只要 30 岁以下的销售。

我们现在认为 40 岁是职业发展的关键拐点，谁能保证有一天，在自己 40 岁的时候，这个拐点不会变成 35 岁？

行业在发生变化，尤其是职场年龄的分水岭，正在越来越靠前。这个行业对其他行业，尤其是保险行业的包容性，也变得越来越大。

在几类转行的选择中，保险经纪人这个行业在这两年明显受到了更大的关注。

有些名牌大学临床医学背景的医药和器械人，按照道理来说，转去市场部或者培训部都是不错的，但是很多人所在的二、三线城市没有这样的岗位设置；另一方面，很多人习惯了做销售，市场部和培训部的工作对他们来说都太"闷"了。

销售、市场、培训，每天超过 50% 的时间做着和去年一样的重复工作，日复一日地讲着同一套内容，长期下去，很容易让人失去新鲜感和成就感。

做过销售的人喜欢与人沟通，尤其喜欢与不同类型的人沟通，

在与不同类型的人交流的过程中获得成长。

以往很多人做销售的时候，最大的困扰就是自己的资源无法积累，今天负责一个区域，好不容易熟悉了客户，明天换一家医院，一切又要从头再来。哪怕是晋升地区经理，带了团队也是一样，客户对于产品和合作厂家的选择，取决于太多因素，其中还有很多是人力无法改变的因素。

销售积累的所谓行业客户人脉，不论自己如何定义，但其实从业者心里都很清楚，销售和客户从成交的角度讲，仅仅局限在"认识"。产品越来越同质化，但是那些人力无法改变的因素往往成为客户最重要的考虑因素。

6. 能持续积累资源，才能持续积累财富

用"人"的因素去对抗客观资源，年轻的时候这么做是为了培养能力，人到中年，考虑更多的应该是时间的投入产出比：同样的时间，如何能更多地为人生增值加码？

用时间换来可持续积累的资源，哪怕慢一点儿也没关系，结合复利效应，总有一天会有更多的收获。

刚开始会很难，但是认可从业者的客户会为从业者介绍更多的客户，从业者自己的资源雪球会越滚越大，而从业者需要做的就是提高专业度，其他都可以交给时间。

与此同时，在这个过程中，个人品牌得到积累。这是比单纯地经营人脉更重要的事。

尤其是长期以来，保险经纪人行业鱼龙混杂。给人的感觉就是，保险经纪人在朋友圈各种刷屏，到处劝人买保险，而不去考虑这个方案是否真正适合客户，导致很多人对这个行业印象很差。

在这样的环境下，如果从业者可以根据个体化差异，为每一位

客户推荐合适的产品，积累个人口碑和个人品牌，形成强大的信任背书，加上对产品有很深的了解，能让自己无须在朋友圈刷屏，但是却能比刷屏的保险经纪人赢得更多客户的关注和认可。

让别人相信产品，首先要让他们相信这个产品的负责人；不是产品为销售背书，而是销售的个人品牌在为产品代言。

人到中年之前，考虑的应当是资源的持续积累和个人能力提高。职场不会为一个人延迟的努力买单，现实就是这么残酷。人在中年之后，考虑更多的则是如何通过头脑和资源变现来赚钱，而不是重复性的体力劳动。

7. 创业不难，但也没那么简单

曾经有当地区经理的朋友跟笔者说，觉得现在压力太大了，虽然每天不像过去那样，天天接触一线客户，但是销售指标就在那里，因为大区经理结果导向意识很强，每个月都需要对结果作解释，哪怕原因就是因为客观政策的变化。

他现在最想做的，就是能随心过上自己想要的生活，40岁退休，开一家面馆，每天只卖100碗。

但是，创业并不容易，身边不乏很多每天寻思着开餐馆的人，但是无奈过去是做医疗销售的，跨界美食领域实在吃力。开了餐馆，赔得一塌糊涂的人大有人在。有人开玩笑说，本来想着要寻找退路，差点变成走上绝路。

到最后，还是安安稳稳工作，收起了自己的野心和期待，磨平了棱角，也稀释了理想。

说了这么多，回到我们这个章节基本的主题：人到中年的医疗职场人，如何规划自己的人生？在这里，笔者给从业者几点建议，希望能有所帮助。

（1）关于本业

①每个人都是聪明人，工作态度和工作结果这块，领导都看得出来，耍小聪明往往会耽误了自己。

②不要天天盯着哪些人是靠后台上位的。你看到的未必是全面的，要多看别人的努力，而不是别人的幸运。

③不是站在台阶上自己就会长高，要记得时刻打磨自己，把公司的光环变成自己的漂亮。

（2）关于转行

①离开传统医疗，包括医药和器械行业前，最好做好无法回来的准备。如果抱着试试的心态，还是安心在行业里打磨自己比较靠谱。

②转行的成本：一是经济，二是时间。能接受降薪、能降到多少，是要提前考虑清楚的，同时薪资触底能否反弹，也是要提前琢磨明白的。

④去互联网医疗严格来说不算完全转行，大部分公司都是外强中干，听着名气大，待遇却一般，能数得出来的那几家基本都有这样的情况。

（3）关于创业

①不要轻易谈创业，除非一个人现有的资源能让自己活下来。比投入产出比更重要的是投入的绝对值以及抗风险能力。

②有想法的人很多，很多人甚至早已想到你的想法，创业成功需要多重因素，在资本和速度面前，任何创意都会被碾压。

③有实力承担创业失败的结果，才能资格享受创业成功的喜悦。

现在的形势对于医药和器械从业者来说极具挑战性。但是不论外部挑战如何，坚持打造自己的核心竞争力和不可替代性，完成纵向和横向的自我赋能，才是我们每天工作之余应该不断思考的。

中层外企人也免不了面对中年危机，希望那时候的我们可以硬气地说："我不怕，因为我'会赚钱'！"

三、盲目跳槽加剧职场危机

对于医疗行业所有从业者，包括医药和器械领域从业者来说，行业里的各种负面消息总是接踵而至。

不论你现在是医药代表、器械代表、销售经理，还是在市场部或者培训部这样的部门，都应该在职场每个关键节点上，细细琢磨自己下一步的职业生涯规划。

1. 行业大势：规则巨变，强弱翻转

对于医疗行业的从业者，最重磅的新闻莫过于带量采购。产品的降价幅度令业界震惊。带量之后，是否还需要现在这样大量的销售人员，已经是很多企业开始考虑和布局的问题。

没有省份会甘心，一样的产品，自己市场的价格比别人的价格高出许多，所以未来全国价格的平衡只是时间早晚的问题。从今年往后看十年，同样的产品，今天的价格都是未来的最高价。

已经中标的企业也是喜忧参半，壮士断腕，能否以量抵价，也要看未来的趋势，而死守价格，牺牲一地换全国安稳的策略是否奏效，相信未来也会有个结果。

医疗行业的强者和弱者都有机会翻转，也许会逆风翻盘，也许会弯道翻车。

很多器械公司也在研究医药的新规，为的就是在那一天来临的时候，不会像今天很多医药企业一样手足无措。换句话说，当那一天到来的时候，大船小船都会以更快的速度调转船头。

到那一天，市场策略变化，组织架构调整，抑或是不得不面对裁员，从业者可能会发现，自己连考虑的时间都没有，就被突如其来的危机所吞没。

2. 领域选择：普药特药，低耗高耗

自从这两年做一对一面试培训，笔者发现很多人都在转型，有的从普药领域转到特药领域，有的从药品领域转到器械领域，从牙科领域转到医疗美容领域，从医疗人工智能领域转到医疗大数据领域。

很多人都说，药品的行业形势越来越不明朗。笔者觉得恰好相反，应该是药品行业有未来。对从业者来说，这个行业是越来越明朗的暗淡；暗淡之下，在细分领域，也会有新的微光。

器械领域相比于药品领域会相对好一些，但也未必是天堂。

这些年，有一些跨国外资器械企业，由于南方某省阳光挂网，导致部分产品落标。只是因为大部分的人是主动出去求职，而非被动裁员，外界才觉得器械行业出奇地安静。

覆巢之下，焉有完卵！医药和器械人跳槽，除非彻底离开医疗行业，否则要比以往做更多的功课。除了自己熟悉的领域，还要去广泛接触各个细分的领域，要比以往做更详细的梳理。

一级垂直领域包括药品、器械和互联网医疗。在这个垂直分类之下，每个领域都要做二级垂直的整理。比如，器械依据价格来划分，分为高值耗材、低值耗材、高值设备、低值设备；依据领域划分，分为外科器械、内科器械、牙科器械、检验科器械等。

互联网医疗也是一样，传统医疗从业者以往看不起瞧不上，觉得互联网医疗不靠谱，未必要去加入，但是也要去深入了解，面向C端和面向B端的各种职位，自己都要做功课整理。

把工作做细些，每一位从业者才会知道，有一天自己要跳槽的时候，从事哪个领域的哪项工作，成功的可能性会更大。

3. 个人发展：人脉扩展，储粮过冬

很多人都说求职难，但是从不琢磨是哪里难。

在医疗行业，对于大部分人来说，客观分析自己之后，觉得自己能力不足的非常少，大部分是能胜任，但要么找不到招聘信息，要么就是有了招聘信息，找不到熟人推荐。所以求职难，最难就难在人脉缺失，难在信息断档。

举个例子，辉瑞公司的销售人员，如果想去拜耳公司做地区经理，他认识拜耳的地区经理，意义不大，但是他如果认识拜耳的大区经理，就完全不一样了，这样增加的成功概率和可能性就不是点点。

行业形势不好，捂紧腰包，生怕掉了口袋里的一分半毛是最傻的。懂得辨别，选择把钱花在应该花的地方，投资自己，思考用同样的花费来获取更多收益的人，才是聪明人。

跳槽看未来一年，看到的是涨薪；跳槽看未来三年，看到的是发展；跳槽看未来五年，看到的才是人生的职业生涯规划。

尤其是，以往帮助很多人做一对一职业规划的时候，笔者发现从业者求职有着各种各样的原因：有的是自己区域目标完不成，拿不到奖金；有的是因为底薪低；还有的则是跟老板气场不合。

其中有不少人，哪怕是来做一对一面试培训的，也都被笔者"劝退"，建议他们别冲动，不要让情绪影响自己在职业选择上的判断。

另一部分人，笔者则劝他们抓紧离开。

当然，还有些伙伴，笔者建议他们先改进工作方法，给自己一个季度的时间，如果还是不行，再出去看看新的工作机会。

其实，作为一名医疗行业的销售或者销售管理者，完不成指标的情况经常会发生。有时候完不成指标和自己的能力其实并没有太大的关系，而是由一些客观因素造成的。比如说，医院控费、区域政策调整、大客户临时出国，等等。这时候要给市场和自己足够的耐心，也就是我们通常所说的"熬"。

在一个人的职业发展过程中，努力奋斗和静心"熬资历"都很重要，毕竟有时候，机会也是需要时间才能出现的。

但是，光靠"熬"可不行，为了长远的职业发展和薪资待遇的提高，什么时候，就可以考虑开始跳槽了呢？

（1）客观因素造成市场持续表现不良，且长期无法通过主观努力大幅改善

对于医疗行业来说，不论是医药行业还是器械行业，随着国家目前对整个行业的整改和规范，加上各类紧缩性政策，整个行业的灰色地带被严重打压。更重要的是，目前市场上很多产品销量的减少，已经超出了一线销售甚至管理者力所能及的范畴。

比如，医药行业4+7带量采购，器械领域的阳光挂网，波及不少一线销售人员和一线管理者。很多人被迫离开，不是因为能力差，而是因为客观政策对市场造成了不可抗的影响。很多人要么自己走，要么被优化。

面临行业巨变和洗牌的时候，个体的应对能力往往都比较有限。

在面试的时候，面试官会把候选人过往的业绩表现作为重要的

评估标准之一。虽然他们能够理解销售人员超出自己能力范围以外的销量下滑，但是把几个候选人放在一起比较时，销售指标完成优秀的，和一直以来销售指标完成困难的候选人相比，还是占很大的"情感优势"。当然，面试官也会关注，销售人员在市场遇到困难或者瓶颈的时候做了哪些努力帮助市场向良性发展，并取得了哪些实质性进展。但遗憾的是，以笔者过往做过的无数一对一面试培训的经验来看，大部分候选人在回答类似的问题上，都无法给对方一个有说服力的答案。

在公司内部，销售晋升地区经理，完成指标是硬标准。尤其是大外企，在完善的培训体制下，并不存在某个个体有绝对性的竞争优势，不可能空着地区经理的位子，只为了等一个因为客观因素长期无法完成指标的资深代表。

（2）在员工充分发挥能力，并得到认可后，公司仍然无法提供更广阔的职业平台

笔者之前和从业者聊到他们离职原因的时候，发现很多是因为他们的直属经理。还有一些器械人离职是因为在经销商管理上，和直属经理产生了意见分歧。

单纯跟领导的意见不合，除非是闹到了不可开交的程度，否则就事论事的争论并不应该是从业者产生离职想法的原因。因为立场不同，不同的人势必有不同的思维习惯。在任何一家公司都是这样。但是，如果自己已经把工作做得出色，公司并没有给员工提供充分的平台，这时候就要慎重考虑离职了。

笔者就见过，有的销售人员年年达成业绩，竟然入职第 4 年才从普通销售代表晋升到高级销售代表，这就是缺乏职场思维的典型表现。这样的伙伴，没有思考什么样的职场经历可以在什么时间里

换取怎样的职业发展回报。

"熬资历"不可怕，可怕的是熬的时候不思考，等到反应过来的时候，后悔都来不及。

（3）直属经理人品欠佳，无法帮助团队成员进一步完成职业规划

这一条有一个重要的前提，就是员工已经把自己应该做好的事情做到出色了。

在职场上和直属经理的沟通是双向的，获得直属经理认可的前提是落实执行力，把手上的工作做好。自己的工作都没有做到位，而对直属经理要求过高，也是不合理的。但是，如果已经把本职工作做得很出色，直属经理仍然有一些刁难或者偏见，那么第一时间应该做的也不是离职，而是在顾全方式和场合的情况下，坦诚地和直属经理沟通问题。

如果确实是直属经理的人品有问题，或者直属经理本身没有办法，或者直属经理没有意愿为下属提供更高的平台，那么适当寻求外部机会也是很好的解决方案之一。

毕竟，对于职场人来讲，时间是最宝贵的。对于那些宁愿自己团队员工离职，都不愿意让团队内部优秀员工内部转岗或者跨区域晋升的经理，更是"懒政"和"不作为"的重要表现。

（4）为寻求长远发展的职业转型，时间成本最低的时候

很多现在从事医药产品销售的从业者，希望转型到器械行业做销售，还有很多人选择从销售部转岗到市场部或者培训部。

如果说从业者已经确立了转型的方向，那么笔者建议从业者尽早开始面试。面试的目的未必是一定要跳槽过去，可以是在这个过程中了解对方和自我。退一步说，从业者如果在面试中真的遇到喜欢的领域或者与自己合拍的直属经理，那么这时候转换说不定也是

很好的选择。而且在面试的过程中，比如药品背景的人面试器械公司，可以了解很多器械公司对候选人的关注点，某种程度上也可以帮助自己未来去面试其他器械领域的岗位。

笔者认识一位销售代表，他刚开始去面试一家本土不知名的医疗器械公司，最终面试没有通过。但是他后来去面试一家名气很大的外企，这家外企经营的产品正好和之前他面试的国内公司经营的产品是竞争关系，在回答"对我们公司有什么了解？"这个问题的时候，他巧妙地转换到对公司市场竞争的了解，并着重阐述了竞品的情况，最后通过了面试。

做最充分的准备去面试，做最坏的打算等待结果。

在面试中做最谦虚的学生，做最聪明的候选人举一反三。

在公司打工，很多时候都是善始难善终。刚开始起点很高，但是天花板也很明显，到了该升职的时候错过机会，很多人可能就卡死在一线销售的岗位上。所以，做出求职跳槽的决定后，接下来就要开始行动。

4. 求职跳槽：把握时机，抓住机会

医药和器械行业，因为涉及季度奖金和年底 13 薪的问题，所以求职跳槽的时间点是从业者非常在意的，稍不留神，可能一个季度几万元奖金就没了。

同时，在求职的市场里，一些比较大的节日，比如说国庆节、春节，往往被从业者认为不是找工作的最佳时机，以至于很多有职业变动的医药和器械销售，在寻求机会的时候往往抱着等过完节再开始投递简历和面试求职的心态，仿佛这样成功的概率才会更大些。

但是，很少有人想过事实是否真的是这样。

从业者这样做的原因可以理解，无非是抱着两个想法：

第一，年底各公司很多职位都会被暂时冻结，春节以后岗位会增加，很多企业会扩招，这时候可供选择的机会会更多，加上四季度做完拿了销售奖金，过了春节找工作，时间刚刚好。

第二，节前，不少人力资源管理人员的心思都不在招聘上了，所以这些节日前跳槽投简历，很可能被忽略掉。

而笔者一般都会劝别人，如果从业者已经下定决心要跳槽，就不要管各类节日了，尽早开始投递简历，寻求面试机会。

笔者也不建议从业者在发季度奖、年终奖前跳槽，但是建议从业者在这之前开始准备。

根据经验，一些节日之后，岗位确实会有所增加，企业扩招也的确会带来更多的工作机会，但是这里有两个从业者没有注意到的盲点。

其一，招聘岗位增加，不代表从业者能获得的招聘信息会增加，而从业者能投递的招聘职位更多地取决于他的信息来源，而不是市场上存在的职位数量。

比如，青岛有30个医药和器械类职位，但是一个销售代表知道的只有3个，那其他20多个职位对他来说意义就不大。因为他并不知道有这个信息，或者等他知道的时候，已经招满了。

其二，从业者都在想着节日之后职位会增加，所以很多节日过后投递简历的候选人也会增加，从业者面临的竞争也会更加激烈，这无形之中稀释了一部分求职者面试成功的概率。

那么，为什么要在节日前，甚至更早一些时间开始跳槽呢？

（1）把握求职的时间长度

从一个求职者寻找招聘信息，投递简历，地区经理面试，大区经理面试……一直到拿到录用通知，有时候是一个比较长的过程，有的面试甚至要历经几个月。求职者开始跳槽，并不代表他当月就能拿到录用通知。

求职者开始准备的时间越早，越容易根据自己求职的进度不断调整和优化自己的节奏，也更有时间不断提高面试技巧。

比别人快一步，才能比别人更容易成功。

每个人都不能指望在还没有准备好的情况下，到了某个固定的时间点，招聘信息如泉水一般涌来。即便是获得了大量的招聘信息，他确定所做的准备足以帮他应付每一场面试，百分百拿到录用通知吗？

（2）成为"备胎"，也是一种幸福

即便一位求职者1月份应聘某个职位失败了，他的简历也会进入企业或猎头的"人才库"，他失败的原因未必是其本身能力的缺陷，也可能是因为和企业的匹配度不高，甚至可能是由于面试官对性别有要求。

但是，求职者的简历进到企业和猎头的"人才库"后，如果新的岗位释放出来，企业和猎头肯定会优先从"人才库"里筛选，说不定求职者会被邀请去尝试另一个产品组，并获得面试机会。

如果是求职市场部职位，那就更不必说了，市场部职位本来就少，除非从业者在行业内有丰富的人脉，当某个公司市场部职位有空缺的时候，能第一时间获悉，否则还是早早关注其他职位吧。

关注职位，并不代表一定跳槽；投递简历，也不代表面试一定成功。

确定了尽早开始行动之后，随之而来的就是另一个问题。笔者过去一对一面试培训时，很多销售代表说，如果有时候涉及一些岗位（不得不跳），自己在季度前或者年底前跳槽，总感觉损失了季度奖金有点亏，应该怎么办？

其实就是因为人多数人都在死盯着季度奖，所以少数人能捡到便宜。

首先，这时候跳槽会取得较高的印象分。求职者在用自己的实际行动告诉面试官，他们对于自己的职业规划是有明确想法的，经济收入确实很重要，但是自己的职业规划并不单单由经济收入决定。况且有很多候选人，即使待到季度结束，也没多少季度奖金的，不如做个顺水人情，为自己的求职加码。

其次，求职者有机会拿到更高的底薪。

一线销售和地区经理的奖金，全公司都是一样的，所以给自己争取提高底薪就非常关键。

季度末前，如果有的地区在招聘的时候，发现合适的人太少，那么这时候求职者的竞争优势和谈判资本在某种程度上就有所提高。

一个人的时间价值远远比季度奖金更重要，一旦下一个岗位遇到良性的市场，可能一个季度的奖金就可以弥补他所有的经济损失。提高对钱的认识，才能赚到更多钱；决定能不能赚到钱，最重要的还是一个人的决断力和行动力。

行动越慢，决策成本越高。

5. 职业发展：相对稳定，才能有所发展

我们谈在一些关键的节点前跳槽，并不是鼓励从业者，把跳槽作为所有问题的解决方案。

笔者曾经讲过一个 2003 年大学毕业进入医药行业，从一家民企的销售代表做到跨国企业的大区经理的职业经理人的故事。

比起现在很多年轻人一毕业就能加入跨国制药企业，他当时的

起点并不高。他的第一份工作是在民营企业做基层销售代表，一年之后，怀着对外企的向往，他通过自己的努力进入了外企，开启了外企生涯的第一站。

有些人说他是因为运气好，赶上了行业发展的红利期，所以能一路从销售晋升到地区经理，再到后来的大区经理。

但笔者想说的是，别人的努力，未必你都能看得见，但是一个人越努力，命运就越不会辜负他。

笔者记得他曾经和笔者提过，2005年的时候，区域里面的竞争并不比现在小，尤其是他刚开始负责的是外围区域，不论是销售额还是区域的被关注程度，都要比核心市场弱很多。

很多人都在想，负责核心市场，升职的机会是不是更大些？

其实，每个人的职业发展都是由能力和机遇综合决定的。能负责核心市场的同事，确实会得到管理层更多的关注，但这并不代表负责周边区域的同事在职业发展上就永远失去了机会。每个岗位都有它的必要性，一个人离开努力谈运气，往往是为自己的懒惰找借口。

每个人的职业危机意识都比以往更强了，焦虑不是一件好事情，但是适当的焦虑也未必是一件坏事情。

当他刚跳槽到另一家行业顶尖的外企时，所遇到的问题不比现在很多销售代表遇到的问题轻松，库存高、人心涣散、绩效垫底，用通俗的话来说：跳进一个大坑。如果在限定的时间内爬不出来，就有可能被干掉。当时的他比任何人都焦虑。

笔者曾经说过："为了单一利好因素就跳槽的人，最后往往悔得肠子都青了。"这句话真的非常有道理。

销售代表换公司，市场上还有很多选择，但是一个外企大区经理如果丢了工作，留给他们的，又有多少选择呢？

很多人问他为什么能用一年的时间让绩效和风气改头换面？

其实并没有什么秘密武器——洞察生意机会，盯住业务重点，把团队当伙伴，把困境当磨炼，团结所有能团结的人，为一个目标努力。也许有时候，不是问题无法解决，而是我们的心境太浮躁。

遇到麻烦的时候，试试小步快走，也许会有意料之外的结果。

医疗行业正在面临变革。在这种变革之下，不论是基层还是管理层，其实都在考虑如何最大程度减少对团队伙伴的影响，如果有内部转岗的机会，不妨积极参与，选择适合自己的岗位，保持职业的稳定性。这要比盲目跳槽更容易换来持续的职业发展。

兼听则明，多听听身边理性的建议，行业寒冬季报团取暖，找到志同道合的优质圈子，也许自己能得出和部分猎头不同的结论。

不是每个人的职业发展都会一帆风顺，过去习惯了安逸，也许已经让很多人失去了从头再来的勇气。谁能活到最后，往往比谁现在领先更重要。

人不能活在别人定义的标准里，守住自己的节奏，才能收获真正的成长与成熟。

四、储备人脉应对职场危机

虽然药品行业的很多从业者从医药转行到了器械领域，但是对器械的概念还是很有局限性的。不少人对器械的认知，就以为是经常看到的那些产品，比如骨科钢钉钢板、心内科支架、敷料、缝线、吻合器，但其实医疗器械包含的范围远远不止这些。

熟悉器械领域的伙伴都清楚，随着药品领域的"4+7"扩大应用至全国，器械也已开始阳光挂网。未来不久，器械带量也很可能是趋势。因此很多做临床类器械的从业者也在留意一些包括体外诊断、牙科口腔之类的外企公司。

药品背景的候选人转到临床类医疗器械，相对来说还算比较容易，但是想转到牙科口腔、体外诊断等行业就比较难了，尤其是药品领域的候选人，由于缺乏对应的经历，他们在求职面试的时候经常碰壁。这时候，如果有人进行内部推荐，就能大大增加他们成功的概率。

当然，很多人看中人脉的经营，并不单单是为了求职跳槽，而是为了链接资源，让自己的人生拥有更多的可能性。

除了在日常工作中有意识地去扩展自己的圈子，还有一种从业者比较熟悉的方式，那就是获得 MBA 学位。

曾经有一位从业者问过笔者一个关于 MBA 的问题，笔者觉得对很多想要去考 MBA 的伙伴来说很有参考价值。他的问题是：

> Calvin 老师您好，本人 30 岁，目前在某一线医疗器械公司负责一线销售工作已有两年（外企行业经验 6 年），但碍于所在产品线和科室均发展缓慢，未来 3～5 年发展机会较少（指标暂时能完成，收入在行业内算中等水平），今年或明年希望利用周末时间，攻读在职 MBA 课程，提高行业内竞争力，未来希望转型做内企管理人员。请问在医疗行业里，MBA 学历对于职业发展帮助大吗？是否值得付出时间和金钱做这项投入？感谢！

这个问题涉及以下几个方面。

1. 关于转型做内资企业管理人员

对于所有想转型或者转行的伙伴来说，如果有了这样的想法，现在就可以尝试去转，虽然并不一定会成功。不要觉得读 MBA 会给自己加多少分。

读了 MBA 回来，也不意味着百分百转型成功。从业者在尝试的过程中，也可以了解内资企业对管理人员的要求，对照自己的现状有针对性地来作调整。把 MBA 当作自己最大出路的观点太过武断。

2. MBA 对职业的帮助

一些笔者以前做一对一职业规划咨询的销售代表，读着很多省会城市重点大学的 MBA，但无论从业者想读在职的 EMBA 还是脱产的 MBA，如果最后的目的是再回到这个行业，寻求更好的发展，比如职业晋升，那么从业者很可能失望。也就是说，MBA 的助力很有限。

因为不论是药品还是器械行业，对于个人的学历哪怕是 MBA，在一般的级别上并不看重，大部分都是只要求本科学历就好，临床医学和药学专业会加分。对于 MBA 这样通用的学历学位，很多企业的接受度虽然不能一概而论，但是普遍没有从业者想得那么高。

3. MBA 的时间投入产出比

笔者觉得大部分人对于这个问题几乎没有考虑的必要。因为读 MBA 的时间，从业者不用来学习，也可能会用来打游戏、看电视、进行无意义的社交、站没有意义的展台，以及聊无意义的八卦等。

如果从业者确定自己不去读 MBA，省下来的时间会用来做更有价值的事情，那再考虑时间的投入产出。如果读 MBA，和以前过得也差不多，那也只是打着读 MBA 的幌子，假装在努力罢了。

4. MBA 的金钱投入产出比

医疗行业的人，读了 MBA 回来还做医疗的话，薪资并不会有特别明显的增长。如果想要靠着 MBA 镀金，在医疗行业里年薪百万元，除了自己创业，笔者知道的只有一种路径，那就是努力去读美国顶尖的 MBA。很多医疗企业都有类似国际管理培训生的项目，年薪基本上都在 50 万元以上，很多都是按照美金计算的，不少公司的薪水甚至更高，比如强生的国际管理培训生项目。

5. 关于 MBA 和职业发展

很多人想去读 MBA，也是因为看到很多公司的高管去读了 EMBA 项目。

这些人选择 MBA，主要是因为已经触碰到了外企级别的天花板。通过这样的项目，依靠自己过去不错的外企背景和职位去结交人脉，还有的是为了转到其他更赚钱的行业里。

如果你是初级的一线销售代表，奔着结交人脉的目的读 MBA，笔者还是建议慎重考虑。换位思考，一年赚 100 万元的人是几乎不会和一个月薪 7000 元的新朋友天天混在一起的。

所以，是否选择攻读 MBA 还是要看个人的情况，否则盲目报名，花费了大量的时间和金钱不说，最后很可能还会让自己失望。

经营人脉能在很大程度上解决信息不对称的问题，帮助自己获得更多的机会。但是在这个过程中，最重要的，还是从业者自己修炼内功。否则一味地去迎合他人，不仅不能帮助从业者，还会白白浪费掉自己宝贵的时间和精力。

五、职场危机的应对

曾经有一位从业者问笔者，他拿到一个录用通知，但是区域不是很好，地区经理也很直接，说这个区域需要一个能力强，同时又能在一段时间里"死扛"的人，让他仔细考虑，然后再决定要不要签录用通知。

他拿不定主意，觉得带量采购后本来形势就不好，现在如果再负责这么一个区域，担心未来的发展前景，让笔者帮他参谋参谋。

在医药和器械行业，指标是职业发展的前提，只有完成甚至超越指标，才能有晋升和进一步发展的资格。

想要应对职业危机，指标的完成非常重要。在这种情况下，很多从业者就开始关注区域的挑选，遇到一个目前达不成目标的区域，就犹豫是否应该接下来。但销售的天职是解决问题，而不是享受成果。如果因为区域完不成指标就放弃，那干脆就别做销售了。

对于一个市场来说，坏不会一直坏，好不会一直好。然而，这里也有一个前提条件，就是要对完不成的因素进行分析，如果是单纯是由前任能力差，或者自己不怎么拜访客户导致的，那么该拼还是要拼的。

但是，如果是客观政策原因，比如说产品被医院限制使用，或者当地医院控费，笔者建议还是慎重考虑。因为对于这些因素，无论从业者个人如何努力，基本上都于事无补。毕竟，牵涉的面太广，而一线销售的力量又太弱小。

所以，选择区域的时候要理性看待。今年被前任压货完不成目标的区域，也许明年指标比较低；今年不错的区域可能刚享受了一个季度的奖金福利，第二年指标就涨上去了。笔者之前说过，做一线销售，能力很难被量化。销售冠军也许只是运气好；完不成指标的人，也未必是能力差。

很多人都觉得，既然这样，我拼命去提高"软能力"也未必获得经理的认可，还不如想办法找个好市场，在汇报的时候靠讲个"好故事"来得现实。如果是这样，眼光就太浅了。努力工作，提高能力，不单单为了让公司看到，而是为了增加自己的储备。尤其是在二、三线城市，圈子一共就那么大，从业者即使跳槽，兜兜转转，还是会跟前同事相遇。

笔者有个一对一面试培训的从业者，之前在外企做一线销售，经常做一些专家和院长去县级市巡讲的学术项目。在这个过程中，他利用公司的资源，有意识地结交了很多基层医院的行政管理和临床主任，后来自己出来做经销商，以前积累的人脉为他提供了很大帮助。但是，如果他当时只是抱着拿多少钱干多少活的心态，没有想办法把接触到的人脉变成自己的资源，即使出来自己做，也不会有人愿意支持他，尤其是大部分外企的销售，基本都是 home-base（驻家办公）的工作模式，但是它的含义，从来不是 stay at home（待在家里）。

我们这个行业的人，尤其是做销售的，不可能像很多职场剧中演的那样，每天都一起在豪华写字楼里朝夕相处。很多时候，其实从业者都在区域里奔走。

坦白讲，笔者自己做销售的时候，也不怎么去办事处，一来笔者觉得去医院拜访客户才是真正能有产出的行为；二来笔者觉得一些邮件类的工作在家就能完成，办事处也不近，往返太浪费时间。笔者不喜欢没事在老板面前转悠博眼球，当然，当有些事情需要当面找其他部门同事谈的时候，笔者会过去。

home-base 的工作模式给了从业者很灵活的工作时间，但是很多人明显没有充分利用起来。

在这里，笔者并不是要求从业者每天 8 小时不是在医院工作，就是在去医院的路上，单纯的"刷脸"也不一定是有价值的拜访。笔者也觉得那样做没有意义，而且从业者工作压力都很大，适当地放松也是必要的。

但是，地区经理需要了解自己团队的工作进展，对团队做高频的汇报，一来可以帮助团队成员更了解自己所在的区域，二来可以让地区经理认识到自己的努力。不论哪一点，都很可能帮助从业者在未来解决区域里遇到的问题，更好地完成区域市场的开发，完成销售指标。

很多面试官明明知道区域完不成目标，但是不会告诉求职者，最多用"该区域很有潜力"来搪塞。所以，遇到愿意说实话的地区经理应该感到庆幸。

既然对方已经很真诚，那么求职者也大可把想问的问题沟通清楚。拿到录用通知之后，如果有疑问，该问的还是要直截了当地问。

刚开始的时候，公司会理解，一线销售代表是因为区域不好完不成指标，但久而久之，如果还是没有起色，就难免怀疑是他的能力有问题。

所以，量力而行，理性分析，对于每一个选择来说，是否适合你才是最关键的。不要单纯为了薪资和职级而跳槽，决定自己最后能否有所发展的关键还是区域市场情况。

不要对市场挑肥拣瘦，但是也不要盲目相信努力就能改变销量。

为了应对外部挑战，多家医药和器械公司团队被爆出裁员消息，其中还有恶意裁员的丑闻。随着行业的发展，医药行业的未来未必会比以往更好。目标完成越困难的区域，面临这样的风险就越高。

毕竟，医药和器械行业的形势发展到今天的地步，可以说是非常清楚了。各家公司相继爆出强行裁员的消息，基本上也是对大环境的被动回应，当年负责一个良性的区域，每个月轻轻松松拿三四万元奖金的日子，早就一去不复返了。

在各家公司的裁员名单里，很多人都是曾经的销售冠军，还有很多人是工作多年的资深老销售。笔者经常收到一些从业者的提问，说这些人本来有着丰富的经验，公司应该好好利用，为什么反而成为被裁员的对象呢？

笔者曾经跟很多从业者说过，一个人在组织里的核心价值，取决于他帮组织赚钱的能力。

很多销售冠军未必是能力强，也可能是运气好；不少老销售未必是经验多，也可能是日复一日的"老油条"。未来的竞争，不仅是生意的竞争，更是人和人之间性价比的竞争，当自己无法证明跟竞争者具备差异化能力的时候，被裁员也就不足为奇。

1. 行业巨变下，人和组织的关系将被重新定义

以前，医疗行业的生意模式很传统，基本都是一线销售拿着公司的资源，凭借自己的个人能力进行区域市场的开发。在这个过程中，成功的很多因素都是个人无法改变的。

当个人和组织的关系变得不再高度依附，当一个人就可以养活一家公司，完成自己和生意的最短连接的时候，个人的价值才能真正发挥出来。

一个人只有觉得自己是在为自己的将来打拼时，才真正会寻求改变和上进。

很多一线销售没有在职场上取得突破，把职场危机扼杀在萌芽中，原因之一是没有勇敢地表达自己的诉求。

很多人在压货的时候动力十足，一旦谈到职业发展就变得畏畏缩缩。对于那些已经快到晋升关键点的销售代表，笔者不止一次地反复说过，要勇于和地区经理甚至大区经理表达想要在未来升职的意愿。

不少人在职场的关键点没有做成地区经理，背后的原因就是他们的老板根本不知道他们有想要进一步发展的意愿。

在自己绩效表现良好的时候，不谈发展，等到完不成指标的时候就已经丢掉了最大的筹码和资本。

笔者之前谈关于如何把握个人晋升的关键节点时就提到，决定一个销售人员升职的永远不是他的老板，而是他老板的老板。

职场发展就是搞定人，尤其是搞定正确的人。

2. 30多岁的年纪，各种能力都要给情商让路

笔者曾经说过，大市场和小市场确实都有自己能改变和发展的地方，但是如果让笔者二选一的话，核心市场（大市场）的机会，笔者建议还是要争取。

但不是每个人都会幸运。从业者刚接手市场的时候，如果是非核心的市场，首先考虑的就是把手头的工作做到完美。完成指标和公司内部的个人曝光都很重要，要同步进行。方向不对，努力白费！

裁员也许只是未来行业整合的开场戏，如何在变化来临前改变自己固有的思维和人脉圈子，成为每一个人都应该仔细思考的关键问题。在这样的情况下，有哪些路径可以参考呢？

首先要考虑的，一定是内部晋升。熬资历这事儿没什么好炫耀的，但也没什么丢脸的。不是说熬资历的人能力都很差，同样，做经理的人也不是能力都很强。

到了中年这个事业和人生的时间节点上，内部熬不熬，先看前

面排队的人多不多。这里的排队，是指和自己能力相仿、经历相近、内部认可度大体一致的人，而不是单指年龄相同和入职时间一样的人。如果前面很多人和你一样在熬，你又比他们落后许多，那这时候去熬资历就没有意义，如果熬到地区经理离开就轮到自己，那还值得尝试。

在不同的团队，有着完全不同的决策走向。

3. 接触更大的圈子，才能拥抱更多机会

除了内部晋升，很多人也在看一些新兴领域，比如互联网医疗。

互联网医疗行业看起来很火，但是里面的职业陷阱也不少。

如丁香园、好大夫、微医，这些公司有很多销售的职位，也有一些销售管理的职位，但是很多普通互联网医疗公司的工资有时候确实让人很失望，作为跳板可以，如果想赚钱，那就要适当调整自己的预期。

当然，在互联网和医疗结合的领域里，也不是说所有公司开出的薪资都令人失望，很多大型互联网公司，比如腾讯、阿里巴巴和字节跳动，都有医疗方向的事业部，还是很值得期待的。

但是，这类互联网大公司的很多职位，要么偏重于高端客户，尤其是院长、副院长级别客户资源的人，要么偏向于互联网运营类的岗位。如果想要加入，从业者单凭过往医药或者器械公司销售代表的背景，很可能在第一轮看简历时就被刷下来。

如果公司里有朋友内部推荐，往往能获得更高的成功率。

这类互联网大公司的薪资也比较诱人，销售职位很多都是年薪50万元以上，加上奖金会更多。

很多医疗人工智能、医疗大数据类的企业，不少都被炒成了"独角兽"，名声也越来越响，宣传得热火朝天，但不论从薪资还是从

个人职业发展的稳定性来说，都非常一般。

如果应聘外表看起来高大上的职位不顺利，也别忘了应聘内资公司地区经理的机会。35 岁的时候，最重要的是拿到地区经理的级别。如果外企的销售在公司内部和其他外企确实找不到合适的晋升机会，不妨尝试一下内资企业。虽说薪资上未必会有很大的跨越，但是起码职业长度可以适当延长，为自己的职业规划争取一定的缓冲时间。

很多人说根本找不到内资企业地区经理的职位，一方面确实是因为地区经理的岗位本身就比销售代表要少很多；另一方面也是因为自己认识的内资企业猎头少。所以从业者平时在这方面也要多注意积累。

4. 培养斜杠，发展人生第二曲线

有人可能会问，如果过了 35 岁，虽然认为自己的能力很强，但是客观情况下没有做地区经理的机会，该如何早做准备呢？

有个概念在社交领域比较火——斜杠青年。很多人都听过这个词。这个概念是《纽约时报》的专栏作家 Marci Alboher（马尔奇·阿尔伯）在他的书里提出的。斜杠青年其实指的是不满足单一职业的生活方式，而选择拥有多重职业和身份的多元生活的群体。这些人会在各种场合的自我介绍里使用斜杠来表明自己的多重身份，如：培训师/自媒体人/职场作家。

如果我们仔细观察，可以看到很多人致力于把自己发展成斜杠青年的主要原因有两个：一个是可以在工作之后，自由选择自己热爱并且擅长的东西去学习，去创造；另外一个就是自己能逐步建立职业安全感和成就感。

比如，我们不再担心有一天因为失业而没有经济来源，导致自

己生活质量受到影响；也不会像过去那样，因为被客户拒绝接连几天闷闷不乐。

斜杠青年中有两类人：一类是对目前现状不满，希望寻求改变。辞职并不是他们最好的解决方案，因为薪水为他们提供了物质基础。他们只是觉得自己现在的工作并不能满足他们物质上或精神上的需求。另一类是已经在自己的领域做得风生水起，有了很高资历和丰富的经验。对他们来说，时间和精神自由是比薪水更高的追求。所以这些人一般会借助现在的职业经历为自己背书，寻求新的发展领域。

在医疗圈子里，因为平常工作压力比较大，尤其到季度末的时候，或者繁忙的会议季，从业者多少还是有些迷茫的。破解迷茫最有效的方式就是让自己不断保持进步的成就感。

如果遇到刚才我们所担心的问题，在职场内因为各种客观情况无法升职成为地区经理，那么，在职场之外，我们如何培养自己的斜杠技能，把自己打造成一个多维度的赋能者呢？

笔者给从业者分享几点思路，从业者可以顺着这些思路去挖掘。

（1）深度挖掘爱好

再宅的人也有自己的爱好。最合适的工作是和自己爱好能够契合的工作。

比如，笔者最初的时候觉得写作只是用来记录职场和生活的点滴，在笔者最初工作的几年里，写的内容有时候是周工作的成果记录，有时候是职场的回顾感悟，题材没有任何拘束。

后来有一天，笔者翻日记时反思，发现自己的文章太过于随意，行文缺乏逻辑性。笔者在思考后发现，文字没有逻辑的原因，往往是思维逻辑性不够。从那以后，笔者就通过各种方式进行思维的训练和表达。

这个习惯一直伴随着笔者直到今天。如今，笔者不仅凭借写作在自媒体领域找到自己的位置，也通过逻辑的优势，在培训的时候能够随时回答所有人的疑问。

有销售代表曾经问笔者，是否一定要提前把问题发过来，方便笔者提前准备问题的答案。笔者说，如果一个培训师不能随时解决问题，给出满意的解决方案，那就不要做培训了。

所以，爱好是最容易被忽略的变现途径，但却是最容易的变现方式。

一个人的爱好无法变现，不是因为他的爱好不值钱，而是我们没有为它找到一个变现的出口。

（2）善于积累资源

弱者才屏蔽信息。提高自己过滤信息的速度，远比单纯地压缩精力更重要。

每当自己想寻找副业的时候，是不是总有这样一种感觉：梳理自己过去的生活，感觉没有任何可以倚仗的资源。

如果感觉自己在资源方面一穷二白，又不是"官二代""富二代"，想快速积累资源，最重要的有两点：一是广泛接收信息，二是迅速过滤信息。

移动医疗曾经是各类风险投资的宠儿，不少移动医疗公司拓展用户的方法就是从业者经常在各类大会上看到的，雇很多人拿着小礼品请参会医生扫码。

那时候，邀请一位三甲医院的医生注册，邀请人会得到一定的收益。当时笔者就是因为既有互联网公司资源，又有一线销售的资源，把整个链条串起来后，从中也获得了一定的回报。这和笔者平常有意识地去积累各类资源有很大的关系。

（3）快试错，多调整

不是每一个项目都适合做副业，很多项目都要投入大量的时间和精力，却注定只能获得不多的产出回报，所以在开始之前，预设合理的回报值很重要。

这个值也可以理解为销售自己的时间所获得的收益情况。

一旦确立了一个具体的项目，就要在短时间内迅速投入精力，并结合实际的情况来预估持续产出是多少。

很多人在区域里会自己代理一些产品，认为成本低，产品售价高，中间利润差可观，但往往忽略了一点：市场从来不缺有利可图的产品。

这时候，迅速在自己的区域跟客户沟通对产品的反馈，并结合反馈合理判断预期的产出。如果一些产品本身的利润和自己所花费的时间不成正比，就应该迅速放弃它们，转而尝试其他产品。

这也好比微商，很多微商看到有些产品不囤货，"收入即是收益"，所做的工作就是把别人的朋友圈复制到自己朋友圈，然后就幻想着天天收钱，不分好坏、不作鉴别地去挑选自己的产品，无视市场的反馈，只是一个劲儿每天营造生意火爆的样子，自欺欺人，做到最后，不仅产品没卖出去，自己也失去了别人的信任。

看到别人做事，自己就跟着做同样的事，全然不顾自己的优势和实际能力，结果只能在短时间内获得收益，却无法持续地为自己提供更多的收入。

寻找副业不是一件简单的事，但也不是一件难事。多留意，多观察，也许身边默默无闻的同事背后可能就拥有着多重副业。

在如今这个北上广兼职当滴滴司机都能月入过万的时代，时间允许的情况下找些兼职成为很多在职者的选择。

本职工作每年的底薪即使按照每年20%的涨幅也赶不上买房，况且，医疗行业里的医药代表和器械代表们，除了升职性的薪水涨幅，大部分人每年的涨幅稳定在10%左右就已经很不错了，尤其是目前医药医械的大环境低迷，各大企业频繁爆出裁员通知，即使升职，又有多少人能达到20%的薪资涨幅呢？

底薪不高不低，奖金很多时候又不是自己能决定的。一个好市场固然能月入不少，但是在当下竞争如此激烈的环境中，多少人能接到好盘子，又有多少人能维持连续几年的高增长呢？

所以，开辟第二职业成了很多药械代表的选择。有时候，第二职业的收入反倒比本职工作还要高很多。笔者认识很多做基因检测副业的人，月入5万元甚至10万元都是很有可能的。找对方向，用积累的资源变现，有时候并没有你想得那么难。

第二章

打造个人品牌

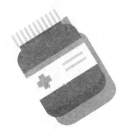

一、药械销售的纠结和迷茫

医疗器械行业里，不同类型公司之间也存在"鄙视链"，大部分从业者都挤破头想去外企。笔者之前和拜耳公司的一位地区经理交流。他说，从业者都在谈论外企的薪资福利，其实外企的人既"昂贵"又"廉价"。笔者想了想，确实是这样。

很多人羡慕外企的生活，薪资高，出差可以随意入住五星级酒店，持有各大航空公司的金卡、白金卡甚至终身白金卡，随时可以享受机场的绿色通道和候机休息室。这是昂贵的一面。

外企人的周末几乎被各种学术会议和内部会议填满，外企人成了航空公司和高铁的常客，还要参加团队内部的周会、季度会。这样算下来，整个工作时长被无形中拉伸。这是廉价的一面。

不论目前如何，很多人都寄希望于进入外企后，从更长远的角度实现人生增值。

其实，对于外企来说，员工的时间才是最值钱的，外企人的时间应该更多用在直接接触客户方面。但是，目前很多外企往往不是这样。

各类繁重的内部报告，很多都是无效信息的重复传递和反复收集。

内部流程有待精简，往往一个人能用一小时完成的工作，跨部门合作时间就要变成两三倍。

审批节点过多，每个节点的审批时间不好控制，邮件和电话联系有一定的局限性。

为了开会而开会的内部会议，不侧重于研究解决问题的方案，占用了大量的时间和精力。

作为一名员工，有时候感到无助的往往不是外部环境的困难，而是内部的消耗。比如，为了让邮件里的报告看起来比别人的更漂亮，很多人的每日工作报告洋洋洒洒要写几百字。好看但不实用，里面的干货寥寥无几，大部分都是抒情和重复自己产品的优势。地区经理很难快速识别区域目前的关键困难及解决方案，并给出建议。这些往往也是管理者时间上的浪费。

这所有问题的关键在于：如何能在最短的时间内完成目标，而不是流于形式上的炫耀。

1. 辩证看待"问题"市场

身在外企，由于组织规模庞大，从业者往往很难从整体上改变现状，并力挽狂澜。尤其是很多从业者好不容易通过了面试，但是却被地区经理告知，这个区域前任有压货，很可能半年拿不到资金。于是他开始犹豫和纠结，是不是该接受这个录用通知。

要不要做前任压货的接盘侠？这个问题应该辩证地来看，很难一刀切。

地区经理肯将这个信息分享给求职者，有两种可能：第一，这位地区经理为人坦诚，希望最终的选择是双向的，而不是靠连哄带骗。第二，这位地区经理也可能担心，如果候选人入职后得知真实情况然后迅速离职，会耗费二次招聘的时间和精力成本。

在目前的行业形势下，新空出来的区域销量任务无法完成并不是一件稀奇事，所以从业者也没有必要为此感到大惊小怪，毕竟，如果区域销量年年可以轻松完成，轻轻松松就能做销售冠军，那么空缺的可能性就太小了。当然，也不排除由于原代表在区域里销量做得很好获得升职，留下一个良性且有发展潜力的市场。

不论对方的出发点是什么，如果候选人得知这个消息，应该如何判断并做出选择呢？

首先，如果前任的压货影响不大，比如说在三个月左右可以消化掉，那么对新接手的销售其实影响很小，但前提是这三个月内，直属经理对该区域不提出进一步压货的要求。

如果前任的压货恰逢年末，导致次年的指标中有很多虚高的成分，明显全年的完成和某两三个季度的完成只能二选其一，那么候选人还是要慎重考虑。因为刚开始，当从业者无法完成指标的时候，直属经理会认为是区域的客观情况而予以理解。但是，如果从业者接手市场有了一定时间比如几个月，依然无法完成销量目标，这时候，直属经理可能就会认为是一线销售个人的能力有问题。

当一个新人被怀疑能力有问题的时候，往往是最危险的时候。

还有一种特殊情况，就是前任看到市场马上出台不利政策，比如控费、限品种、药房或耗材科清库存，预计未来很长一段时间都没有办法完成指标，于是压了最后一把，然后离职走人。

在这样的情况下，销量能否完成，已经不是销售本身能力所能控制的范围。如果很长一段时间，比如一年甚至更久，都是这样的情况，在选择的时候更要慎重，笔者甚至都不建议接受这个录用通知，除非这个机会对从业者来说特别重要。

笔者从不认同"困难区域会比容易完成目标的区域，对于提高一个销售的能力效果会更明显"这种说法。毕竟，能力的提高是无法通过量化体现的。能力再强，区域每个季度都只是完成 50% 的目标，那他的能力就很难被认可。

所以，遇到区域有困难的市场，一定要仔细考虑，千万不能一时冲动加入进来，否则未来后悔的还是自己。

2. 关注真正能使自我提高的地方

笔者因为做自媒体时间比较长，好友比较多，所以经常会在朋友圈里看到很多好友紧追娱乐热点，动不动就从社会、人文、情感等各个维度对热点新闻作深入剖析。不少时候，爆款文章往往是在抨击某某明星出轨。朋友圈状态看下来，笔者的第一反应是：当有人在关注别人出轨的时候，那些事业有成的人在关注什么？

同样是职场打拼，不拼爹妈，为什么有的人早早走上了人生的快轨，搭乘高铁一路前进，而自己却加班到深夜，报告写到想吐，却依旧收入平平，没有获得任何机会的垂青？

经常有读者给我留言，感觉我的知识储备很多，又懂药，又懂器械，随便一个领域和公司产品组拿出来都熟悉，还能看到在朋友圈里辅导别人，助推了那么多人到跨国公司工作，问我是怎么做到的。

其实，人生想要"开挂"，没有从业者想得那么难。

（1）努力选择之后，再去选择努力

笔者看过很多来做面试培训的销售代表和地区经理的简历，也看过从业者在简历上写的当前薪资。当笔者拿到一位工作了八年的销售代表的简历，看到目前底薪只有 5000 元的时候，也会看到有人入职三年就达到底薪 8000 元的简历。这就意味着，假定两个人的奖金收入类似，并且都是一毕业就在医疗圈里混迹到现在，一个人比另一个人多出的 5 年时间里少了几十万元的收入。

选择大于努力，慎重选择未来发展的圈子，往往比单纯努力更重要。

（2）人到中年，要升职还是要加薪

在器械行业里面有这样一个现象：很多 30 多岁的中年人，很多拿着 KA（大客户经理）的级别和接近 15000 元的月薪，过得也很不错。除了无法升职带团队，KA 的薪资和一个地区经理的薪资也相差无几，但是 KA 的从业者总是感觉少了点儿什么。

很多销售工作久了，逐渐觉得自己的工作缺乏职业成就感，遭遇职业瓶颈的时候，在公司里又没有晋升的机会，如果一些从业者的目标只是做好本职工作，那倒还好，但那些想晋升成为地区经理的从业者可能天天在苦恼，当年跳槽时选择了加薪，却赔上了很多年的职业成本，也忽略了升职。

笔者不是劝从业者在一家公司干到老，而是劝从业者考虑好，如果每一次的职业转变仅仅是为了加薪，从业者应该仔细想想，自己真的缺 20% 的薪资涨幅吗？

（3）不能使财富增值的努力，都是白费力气

有人谈个人品牌在行业的积累，也有人谈个人能力的提高，还有人谈经验丰富后在未来职场的发展，这些都没有错，但是如果这一切最终的落脚点不能使财富增值，就都是徒劳的。有时候人功利一些也没有错。

当然，我们提财富增值的时候，并非要求快到一个月、一个季度甚至一年内就赚到多少钱，而是说几年过后，如果从业者现在所做的事情对未来资产的积累没有任何直观作用，那么现在的努力也只是按部就班和自欺欺人。

销售的目标是达成指标拿到奖金，但有时候，拿到奖金未必是每位从业者的终极目标。如何在奖金不稳定的时候持续积累可以创造收入的能力，是每个人应该去仔细思考的。

如果从业者在 30 岁左右，那么恭喜，他还有努力上升的空间。少关注些明星八卦，多想想怎么让自己的事业稳步向上。

3. 拒绝抱怨和焦虑，用行动破解迷茫

在日常工作中出现问题，私下抱怨几句是正常情况。但同时我们要注意到，抱怨从来不是解决问题的方式，真正懂得规划自己职业生涯的从业者，都会通过调整自己来应对内部和外部的各种不利因素。

（1）每天拜访，培养预约的习惯，减少无谓的等待时间，不仅节省了自己的时间，也是给对方的尊重。

（2）减少单纯的"刷脸"拜访，没事假装"有事"不仅低效，更会降低对方对自己的好感。

（3）内部会议上，严格把握每个课题的时间，严禁拖延，在时间截止前的1、3、5分钟分别设立提醒，同事间相互督促。

（4）每周上交的工作汇报里，先说问题，然后再给出自己的解决方案，最后提出需要对方具体在哪一层面提供帮助。

（5）创造机会认识公司其他部门的同事。"人熟好办事"放在哪里都适用，最大可能减少公司的内耗。

身在外企，有自豪感，也有无奈感，真正的聪明人都懂得专注于解决方案，而不是问题本身。

人在职场，想让自己的身价从廉价到昂贵，如何对有限的时间进行高效利用，是从业者需要反复思考的关键问题。

二、个人品牌塑造职场影响力

很多其他行业的人对医疗行业有很深的误会，认为医疗行业是一个非常暴利的行业，这个行业的从业者也个个富得流油。

坦白讲，医疗行业确实有过它辉煌的时刻，不少从业者也利用行业的发展期赚到了钱，还有的利用积累的资本脱离了医疗行业开启了自己的事业。

当整个行业都在赚钱的时候，从业者没有现在这么渴望升职，毕竟有钱拿，生活过得舒心，也没有必要强迫自己带个团队，需要每天应付各种内部的管理会议。但结果是，那时候行业迅速扩张，升职心不强的那些从业者，随着行业的迅速发展，一个个也都当上了地区经理、大区经理。

但是，行业不景气的时候，那些升上去的管理者每天琢磨的是如何突破资产瓶颈，完成层级跨越，而没有升上去或者新入行的一线销售也天天琢磨着如何能赚更多的钱，结果在中产阶级里面就催生了这样一个永恒的话题：如何才能年薪百万元？

人们经常听到的答案是：要努力工作！

但是很遗憾，笔者要告诉从业者一个残酷的事实：假设一个医疗行业从业者的目标是年薪百万元，如果单纯靠重复现在每一天的工作，熬经验，熬资历，除非能保证自己的职业道路是每年升一级，否则到退休那天，离年薪百万元还有很远。

努力工作没有错，但是当从业者拼尽全力努力工作，还是不能达到自己目标的时候，怎么办？

现实中，房价把人无情地划分成了两类：能买得起房的和买不起房的。

幸运的是，很多人实现逆袭，靠的不是既有资产，而是靠建立能够持续输出有价值观点的个人品牌。

当一个人能够用自己的观点给他人带来启发或改变的时候，也是他个人品牌逐步建立的时候。

1. 个人品牌可以扩大有效信息获取的渠道

现在的社会是信息社会，很多机会的失去不是由于能力的不足，而是由于信息获取渠道的缺失。

优秀的个人品牌会无形之中为从业者吸引到更多的信息资源，会有人主动为从业者提供各种有效信息。

而在某个关键节点，我们获取的某项信息真的就能改变我们的一生。不要等到想拿钱买信息都买不到的时候，才来感叹平常没有注重这方面的补充和积累。

2. 个人品牌可帮助你结识更多优秀的朋友

如果想完成阶层的跨越，就要不断向上突破，尤其是抱团向上突破。优秀的人只会寻找优秀的人做同行者，这里的优秀不一定是指资产积累得多，而是思维高度一致，也就是我们说的"三观一致"。

没有良好的个人品牌背书，想结交更加优秀的伙伴，我们可能会认识他们，却不能真正了解他们。

如果有一天，当我们发现自己每天都在重复着一样的生活，接收着一样的信息，没有获得能够拓宽眼界的新信息，那说明，我们的个人品牌已经趋于老龄化了。

如何为个人品牌注入新的活力，可能是比工资什么时候到账更重要的问题。

3. 个人品牌可以加速职场晋升发展

不知道从业者有没有注意到一个现象，虽然医疗行业升职靠论资排辈的现象很严重，但是如果两个从业者在同一家公司待够两年以上，谁比谁先来已经不是晋升的关键因素。

笔者曾经为一个外企销售代表做一对一职业规划咨询。他目前是外企的资深高级销售代表，以前在外企做了三年，因为后来市场里出现了一些不可控的非人为因素，离开了上一家公司，来到目前所在的公司，也是外企，一做又是三年，业绩一直都不错，准备今年年底晋升地区经理，却被晚半年来的同事抢了先。

他感觉很冤枉，一点儿也不清楚晋升的同事到底哪里比他强，而且竟是后来的同事比他先升职。

（1）经验优势正在被弱化

看一个行业的工作经验有多值钱，最便捷的渠道就是看网上各个渠道发布的招聘要求。

对于大部分医疗行业职位来说，一线销售的职位只需要两年左右行业经验就好，而且这里的两年还可以浮动。所以，超过两年的经验是加分项，不是必备项，写在外企的职位描述里，就是 Prefer（偏向），而不是 Must（必须）。

地区经理岗位对从业者的要求也是类似，如果是公司内部晋升，一线销售的从业者需要在公司里做两年，这个要求一般是必须的，笔者几乎没有看到从业者在一家公司做一年销售就升职做经理的。

在一家公司工作两年后，很多其他条件就不是必须的，很多人认为工作年限越久的人获得晋升的可能性越大，这种想法其实已经过时了。

况且，前后的时间差距只差了不到半年，这个时间差距不足以构成管理层"保持团队稳定"的顾虑。

（2）能进也要能退，有大局观才能走得更远

很多人一看和自己几乎同时进公司的人升了经理，心理不平

衡，就嚷嚷着要离开，工作也不积极，对抗性也比较强，最后还影响了业绩的完成，一心想着出去找机会，却因为指标没有完成，业绩受到很大影响。

每一个职场人在工作里都有春、夏、秋、冬四季，遇到秋、冬季，第一要考虑的是添衣保暖，而不是飞去南半球过冬。

最好用的士兵是想当将军的士兵；最有工作热情的员工是想晋升的员工。

已经升职的经理和同事已经不存在任何竞争关系了。

这时候，重新点燃同事们的斗志，让同事们意识到自己才是现在能帮他们在公司内部持续创造曝光机会"最好用"的工具，他们才会努力工作，因为他们不是在为经理工作，而是在为自己的下一次晋升冲刺。

一旦从业者帮助自己的下属获得晋升，他会终身感谢。一个充满敌意的下属，和一个关系亲密的同僚比起来，哪个更好？

没有晋升成功的，要知道如何"进"；已经获得晋升的，要懂得如何"退"。

（3）能力表现正在被强化

很多人都说外企重视讲故事，每天尽整一些花里胡哨、虚头巴脑的汇报，流于形式。

这种说法并不完全对，工作汇报是一对一，甚至一对多展现自己工作能力的绝佳机会。

很多人不喜欢这种形式，不是认为这种形式不对，而是因为自己做不到有逻辑地汇报和展示自己的工作成果。

你不如跟自己打个赌，让自己成为三次区域工作汇报上最受经理和团队其他成员认可的那个人，包括 PPT 的设计和演讲能力的表达，三次过后，我们依然可以选择恢复过去的做事风格。

笔者经常说，一个人可以拥有一项能力而选择放弃使用，但是如果压根没有这个能力，就不要拿"我不屑于这样做"当作自己无法做到的借口。现在仔细想想，自己是不屑于做，还是压根做不到？

（4）做了，就要大声说出来

笔者经常看到一些从业者在社交平台上晒工作、晒会议。

笔者的一位大区经理朋友也曾经给笔者发消息，他说他现在看到下属的朋友圈满屏的工作，既欣慰又忧虑。

欣慰的是从业者对工作充满了热情，看到各地如火如荼开展的各类市场活动，他非常开心，也经常点个赞，表示对从业者日常工作的鼓励。

结果他很快就发现，虽然他没有在公开场合鼓励从业者在朋友圈里晒工作，但是从业者的热情仿佛越来越高涨。同时，令他担忧的是，这些被晒出来的工作照有一部分是涉及公司机密的销售数据，甚至包括患者的隐私。

在那以后，他很少在朋友圈给员工点赞了，但是会通过邮件的方式鼓励从业者。

朋友圈晒工作，尤其是周末晒会议，在这个圈子里不是一个特殊的现象。许多伙伴看到那些经常晒工作，甚至把每一场科室会都分享到朋友圈的人，内心想法其实是：平常谁不开科室会，谁不周末陪同参会？

朋友圈瞬间可以从分享亲情友情的社交圈变成工作汇报圈。甚至，很多人发朋友圈的时候做的文字总结，正式程度丝毫不亚于邮件内容。

那么，笔者为什么不建议在朋友圈里频繁晒工作？

首先，这种信息过剩的分享并不能给其他同事带来帮助；其次，公司很多隐私信息遭到泄露会为公司带来极大的不利。

笔者不反对在朋友圈晒工作，但是笔者反对不管大事小事，不分青红皂白，单纯为了博取存在感而晒工作。比如，开个科室会的总结，写得像开了个国际会议一样夸张。

当然了，这是人家的朋友圈，想发什么发什么，这是人家的自由，我们也没权力决定。笔者只是想说，其实晒不晒对从业者的业绩表现几乎不会有显著的影响。

但如果想在朋友圈里拼成绩，那么笔者只想说：一个只看员工朋友圈，并以此考核员工绩效的老板，也不见得是格局多大的领导者。但是，我们也要看到，因为很多地区经理和销售团队并不在同一个城市朝夕相处地办公，被注意到的能力有时候比实际的能力更重要！朋友圈频繁晒工作不可取，但适当地表现也是聪明人的做法。

这一点和从业者目前在外企还是民企没有关系，并不是说在民企，获得晋升的都是那些默默闷头苦干的人，而汇报表现优秀的就会被当作"花瓶"。如何能在正式的工作场合展现出自己的能力，更好地受到管理者的关注，有时候甚至比每天单纯地拜访几个客户更重要。

当我们谈及个人品牌塑造的时候，并不是让每个人都成为自媒体，但是在合适的地方，把自己的工作用适当的方式展示出来，也是个人品牌的建立手段。不要让自己的能力在每天重复性的工作和琐事中被淹没。

三、个人品牌培养职场跨界思维

跨界思维是目前比较流行的一种思维方式。它要求从业者有更好的创新意识，摆脱对单一职业发展思维的依赖。

有个 1984 年出生的地区经理朋友曾经和笔者说，每当季度末，几件事情同时压下来，压力非常大，想逃离却找不到未来的出路，感觉自己快被抛弃了。外部环境经常爆出的部分公司缩减预算、重新评估以往市场活动金额、销售陪同参会暂时取消、尽量减少差旅成本等这类消息，让他如坐针毡。他说现在自己每天工作的感觉，就好比是穿了一件打湿的棉衣，穿上冷，脱下来更冷。他每天都在想，如何能够积累自己的个人品牌，避免有一天因公司裁员而失去工作？

以往看起来光鲜亮丽，甚至一度被外界解读为暴利的医疗行业，也在逐步迈入寒冬。

1. 行业越不景气，个人越要学习

以往行业形势好的时候，做医疗虽不能大富大贵，但如果能拿到足额奖金，起码能满足最基本的物质需求；在二、三线城市，做医疗也算是一份中等偏上的工作。那时，从业者每天都忙着指标、市场、奖金，很少把时间用在学习上，一个最明显的例子就是，很多一线销售的区域市场汇报的 PPT，连最起码的标准都达不到。

谈到学习，一个很好的检验标准是，用一张纸把自己在最近一年接触和学习到的新知识写下来，看看自己能写多少。

所以，公司减少市场投入未必是一件坏事。好好利用这些不出差的时间，把自己过去的短板补一补，也把过去用来薅羊毛、冲刺金卡和白金卡的精力放在真正能让自己成长的地方。

2. 持续向上发展，避免被边缘化

在医疗行业，如果到了一定的年龄还没有做到管理岗位，后续的职业发展就非常难。

年龄越大，职位越初级，越容易被边缘化。

一些从业者依然觉得拿到奖金并且有不错的收入，赶上奖金政策不错的产品，会比地区经理赚得还多，晋升和发展意义不大。除非未来离开这个行业，否则抱着这样想法的人迟早会吃亏。

笔者过去做一对一职业生涯规划咨询时，见过太多人把各种奖项拿到手软，包括各类销售冠军奖、总裁奖，进入精英俱乐部……但就是因为在业绩完成的时候被各种红利冲昏了头脑，没有在职业发展上深入考虑自己未来的路应该怎么走。结果过了几年，市场遇到挑战完不成目标了，年龄也大了，失去了成为地区经理的可能性。

不要浪费自己的高绩效，这是笔者之前做一对一职业生涯规划时对销售代表反复提及的，可惜太多的人都意识不到这一点。

3. 不要刚付出就想要收获

销售的天职是完成指标，这就是销售工作的本质属性。换句话说，完成指标是公司支付薪水最根本的原因。

经常有人私下对笔者说自己目标完不成，出现了如何困难的局面，然后顺便把不辅导自己的地区经理、不给资源的市场部和不靠谱的同事挨个抱怨一遍，最后问：为什么我这么惨，做了很多工作就是没有成果？

笔者很少回复这样的人。

没有一个区域的工作会一帆风顺，如果每一个销售都能享受"躺着赚钱"的喜悦，那么销售存在的意义也就没有了。

即使是遇到的暂时困难，也要做好长期作战的准备。

现在的行业形势下，没人能保证下个月会出现什么样的自己完全无法掌控的情况。虽然很多情况的出现其实和自己无关，比如招标、集采、控费、限品规，但是不代表自己不应该为结果负责。

哪怕就是出去看外部的机会，也要告诉对方，在这种情况下，自己曾经做过怎样的努力，以及取得怎样的成果。

4. 有意愿去拓展自己的信息圈

有人会认为，现在网上谈的建立自己的人脉圈，这样的说法太过功利了。

笔者不同意这种说法。因为笔者从来没有看到过哪个普通人是凭着"淡泊名利"而成功的。凡是那些想要拓展视野的人，都在人脉圈的建立上积极主动地寻找创新。

是否想要建立高效的信息圈是意识问题，能否建立它则是能力问题。究竟是没有意识，还是有了意识但没有这个能力，完全是两回事。

社交平台现在已经很常见。可以仔细观察一下，自己每天刷出来的内容有多少是无效的信息，或者说有多少是重复的信息。

当一个人不再获取新的信息，只是停留在以往的圈子里，那么未来的自己靠什么来成长呢？

互联网时代的竞争一定是"信息差"的竞争，谁能在这个过程中掌握到比别人更多的信息，就会引起自己更多的思考，引导自己开始更加积极地行动。这里的"引导"，有些是因为人受到了鼓励，有的则是因为人受到了刺激。比如，突然发现自己能力原来这么弱，而世界原来这么大！

5. 用行动去不断验证，哪怕失败

不是每一个启发行动的想法或者是信息都能让我们一次性走向"开奔驰，坐宝马"的康庄大道。行动力，永远是帮助一个从业者在职场上有所发展最可靠的伙伴。

很多人在做事的时候，刚开始热情高涨，还没有出现成功的苗头，就已经感觉能靠自己的头脑赚到第一桶金。等到实际操作的时候却发现进展和自己预想的不大一样，充满了挑战不说，还总是失败受挫，这时候积极性马上就掉下来了，很多事情也就无疾而终。

其实，正确的方式应该是反过来。当我们有一个很不错的想法，应该先预估可能出现的困难和挑战，不要设太大的成功预期。这样，在行动的时候就会少一些心理落差。

有一点是笔者运营团队这么久以来的一个经验，从业者要认清，不是每一个想法都能给我们带来收入。但在十个点子里，只要有一个点子能成功，那我们所得到的都会远远超过最初的预期。

优秀的管理者不会给员工灌鸡汤，但优秀的员工一定是自己最好的鸡汤烹饪师。

6. 要有举一反三的创新思维能力

传统的路子，其他人可能早就已经想到、用过，但是不代表传统路子就没有机会了。就好比在医药行业，也有凭借做行业以内的副业实现月入 5 万元的收入。

如何能够基于客观现实，通过主动地深度思考寻求更多的创新点，才是我们能够区别于他人的关键所在。

创新并不意味着从零开始。从业者基于自己的能力和拥有的资源，最大化地发挥它们的效用，本身就是一种创新。

比如说，在举办区域市场活动的时候，从业者可以根据区域市场的特点，有效创新形式、话题，这也是一种帮助销售提高自身业绩的重要方法。

7. 慎重看待舒适区

很多从业者不敢轻易跨界，并不是因为他们对现状多么满意，而是当前的舒适区让他们有安全感。

笔者曾经给一名销售代表做一对一职业规划，他后来离开了医疗行业。笔者理解他的迷茫，也感叹于他的思维逻辑、人生规划和落地的商业计划。

后来，他对笔者说，他已经向经理提交了辞职信，转行到互联网领域。从业五年的时间里，他经历了两家非常优秀的外企，拥有了各大银行、五星级酒店和航空公司的贵宾会员身份。但是他想要的是成长，是可以被人注意到的成长，而不是自我感觉良好的自我评价和各类福利待遇。

很多求职平台上面的招聘启事里，工作 1 ～ 3 年的，年薪 20 万～ 30 万元；工作 5 ～ 7 年的，如果还是销售，年薪依然写着是 20 万～ 30 万元。

表面看到的是经验不值钱，背后是更可怕的现实，那就是工作第四年的年薪可能还没有第一年的年薪高。因为每年涨薪只涨底薪，但是构成年薪的主要部分却是奖金。

工作第四年拿不到奖金的人，很可能还不如他工作第一年拿得多。只不过第一年是因为区域良性，自然而然完成的销售。

人的作用被弱化，价值也就随之降低，现在身处"舒适区"的从业者未必真的舒适，只是目前的安全感让从业者感觉到了相对的稳定。

8. 如果准备就绪，就勇敢走出跨界的一步

有一位在跨国企业管理层做到很高位置的从业者，离开外企，选择了自主创业。

我们最初的结识源于之前笔者跟几个外企大区经理做关于4+7带量采购的线上分享课程。她联系到笔者，说也有创业的想法，想在未来切入医药企业管理层的培训领域，但因为自己在企业的职位较高，暂时还不方便透露身份。

没想到后来短短半年，她就将想法付诸行动，从一名外企的高级职业经理人华丽转身，变成一名专注海外留学的创业公司CEO。人在职场的高点离开，是智慧，也是实力，更是个人品牌复利思维的体现。

现在的行业形势明显比之前更严峻。除了各种应接不暇的紧缩性政策，由于4+7带量采购和高值耗材阳光挂网政策的施行，完不成指标的一线销售的数量与日俱增。现在谈到"4+7"和阳光挂网，很少有人会说医疗自媒体"传播焦虑"了，因为经历了这些事件的余震，很多人是真真切切感受到了职业危机。

对于一路攀爬，基本达到职场天花板的外企高层来说，从高管的位子离开，需要的远不止勇气和魄力这么简单，况且还是一脚踏入和医药没有直接关系的海外留学领域。自由选择的背后都是长期危机意识下累积的超级能力。

（1）脚踏实地，仰望天空

笔者好多年前在市场部的时候，总想着挑选最快捷的职场上升路线，就好比现在很多人问笔者：从销售转做市场如何？

从业者都是利用损失最小的机会成本，换来最确定的收益，但是却忽略了一点：职场的发展本身也是追求最大可能性的过程。

笔者见过很多人，他们贪图一时的涨薪，毁掉了难能可贵的销售冠军的光环；也见过很多人，明明没有晋升希望，却因为能完成目标而不舍得离开，变成了"温水里被煮的青蛙"。

脚踏实地，是为了打牢基础的能力；仰望天空，是要看到更广阔的领域。

大数据、机器人、医疗人工智能、互联网医疗、医药电商，等等，不去了解这些领域怎么知道哪个适合自己。思维的落后，往往从不愿意主动学习开始。

（2）不惧离岸成本，不妨再起重来

医疗圈子很传统，离开这个圈子后想回来就很难了。同样，出去创业，再想回来，很多公司的 HR 都会认为从业者心不定，还不如招聘一个安安稳稳听话的员工。

很多人害怕"离岸"，都是出于对离开舒适区的恐惧。

我们有多少次没有在工作中提出新的想法？又有多少次没有在工作外接触新的领域？职场的"离岸"从来都不单指创业和转行，抛弃流水线的工作思维才是走出舒适区的第一大步！走出舒适区的失败来得越早，越能在未来跳得更高。

很多 35 岁左右的一线销售，向下拼不过"95 后"同事，向上抵不过销售经理的管理背景。

摆正心态，从一点一滴的改变开始，不让自己失去说"不"的权利，勇于对自己的舒适区说不！

9. 理性看待互联网医疗

医药和器械行业与互联网医疗行业，听起来是两个匹配度不错的领域。关于去不去互联网医疗这件事,很多人的观点都是比较偏激的。要么是妖魔化这个领域:去了互联网医疗,再想回来传统医疗就难了,所以千万别去。要么就是过于理想,想乘着互联网医疗的风口,解救传统医疗不算成功的职业发展问题。

伴随着从业者对线上模式的重新认识,越来越多来做求职培训的销售代表都希望在这个新兴的领域里找到职业发展的下一个落脚点。

互联网医疗对于那些想转型的传统医疗行业的从业者来说,到底是风口还是"坑"呢?

（1）风口和"坑"的本质

很多人不考虑互联网医疗的重要原因之一,是他们认为互联网医疗的盈利模式还没有成型,"钱"途未卜。这个说法不能说完全正确,也不能说完全不对,要辩证看待。

很多互联网医疗从发家的挂号业务,到后来的线上"轻问诊",再到后来衍生出的与保险结合的业务,都是在做盈利模式的探索。

由于医疗模块本身的低频特性和专业要求,这个过程不可能像很多生活化的互联网领域一样,靠着高频的消费和补贴大战就能快速发展起来。

但是,资本对于投资某个领域的考量,短期的盈利规模和能力仅仅是一个方面,更多的是看对应的企业在相应赛道的潜力。

如果现在的某一家互联网医疗公司能成为未来医疗界的巨头,何愁没有发展前景?

但是,风口的定义从来都不是进入一个领域,简简单单就能赚钱。对于创业公司是这样,对于从业者来说更是如此。

被叫作风口的领域只是更大程度上给了从业者更多的选择,获利越多,潜在风险可能越大。这里所说的风险,也包括"无法获得预期利益"。这里的利益包括职业发展，也包括薪酬。换句话说，风口未必能带着所有人飞起来。同样，安稳的现实也未必能让所有从业者衣食无忧。

（2）评估沉没成本和抗风险能力

从传统医疗转型到互联网医疗，很多人其实都错误地高估或者低估了自己的沉没成本。低估的那些人，过于关注这个领域的前景，而忽略了很多现实问题，尤其是忽略了自己能不能突破现实，和互联网医疗一起到达美好的明天。高估的那些人，对自己目前取得的成就太过于看重，觉得去了互联网医疗，如果一旦失败，人生就毁了。

这个问题笔者之前提过，去往一个新的领域，如果从业者现在是销售代表，那么失败了，回到医药或者器械行业，依然还可以做销售代表。但是对于地区经理而言，想回来再做地区经理相对来说就比较难了。

从薪资来说，一个在传统医疗行业的从业者薪酬，未必会因为自己两年的折腾有所降低。而且即便从业者能获得公司每年10%的平均涨薪，算上两年的通货膨胀，薪资的涨幅其实也比较有限。

每位从业者薪资的"最大损失"，不用计算器也能算得清楚，真正从实际去考虑，也许有时候失去的东西没有我们想得那么多。

（3）职业发展，选"1"还是选"T"？

过去，从业者传统的思维是，在自己的领域里一路晋升，才是评断成功的唯一标准。拼速度，拼Title（头衔）才是正道。这是"1"型发展观。拥有这种思维的人晋升上去以后，去面试候选人，就有了一种误区：年限到了还没升职的，能力有问题的可能性很大。

后来，企业为了鼓励公司内部人才继续努力，也开始宣传：没升职的，未必是能力差的，转而强调从业者可以在这个基础上做到更好，来满足更高职位对人的要求，还鼓励员工内部转岗。

毕竟，要是内部天天喊着没升职就是能力差，估计从业者都通过跳槽去升职了。

"1"型的职业发展，每一个职级除了能力，同样也有着严格的时间界定。比如说从销售到高级销售需要两年左右；如果是有工作经验，最快也要一年；从高级销售到地区经理，至少也需要一年半时间。

"T"型职业发展，是指从业者在一个领域深耕的同时，勇于跨界到其他领域。"T"型职业发展者由于跳出了原本的职业曲线，就有了更多可能。

对于希望转换为"T"型职业发展的从业者来说，有一个前提，就是自己得琢磨清楚，为什么选择离开，又为什么选择回来。

这个问题不仅仅是从业者规划自己职业生涯需要考虑的问题，也是在应对人力资源从业人员问题的时候需要给出的答案。

所有的考核者都在逐步确定一点：候选人不是因为一时冲动而离开，也不是因为混不下去而回来。

太主观和情绪化的职业决定是人力市场里最忌讳的。笔者有很多在外企负责招聘的朋友，看到互联网医疗公司的人仿佛遇见了烫手山芋，总是不想接手：这个人做过互联网医疗，我们暂时不要了。

如果问他们为什么不要做过互联网医疗的人，大部分人都说不上理性的原因，只是单纯觉得应聘者的职业发展不稳定。

很多传统医疗的 HR，对互联网医疗是做什么的、有哪些细分的工作、这些工作和传统医疗包括药品和器械领域的工作内容相关度都有哪些，其实并不了解，只是一味抱有主观上的偏见。

这样下来，就导致很多求职者担心去了互联网医疗做得不顺心，然后回来做传统医疗又碰壁，所以畏首畏尾。

笔者自己的职业生涯中，就曾经有一段互联网医疗的经历。很多人都在怀疑，为什么笔者要从一家顶尖的外资企业，到互联网从头开始？笔者反倒认为，一个新的工作机会有时候带来的不仅仅是一个岗位、一份薪水，还包括未来的可能性，再加上笔者喜欢用"上岸成本"来评估风险和收益。这是一个非常实际的职场概念。比如一位从业者加入创业公司，后来公司失败了，回来做医疗行业，从薪资角度来说，不会有很高的涨幅，但也不会差到哪里去。毕竟医疗行业外企，除去奖金的因素外，一两年的涨薪也就那么几个点。

当我们考虑职业生涯的时候，要客观看待自己目前的处境和未来的发展。有些人做了 8 年甚至更久的一线销售，多次跳槽，都无法成为地区经理，这样的经历比较符合"传统"，也是 HR 眼里的主流。但是，对从业者来说，自己未来的可能性也几乎被自己扼杀。

我们都比较清楚自己离开是为了得到什么，但是很少意识到，自己留下可能仅仅是为了留下。

互联网经历带给笔者的不仅仅是视野的开拓，更是帮助笔者从新的角度重新审视职业发展，包括笔者现在做的自媒体。其实很多输出都和当时做互联网医疗的输入有很大的关系。

所以，如果从业者现在是在一线城市，身边有不错的互联网医疗机会，可以适当考虑尝试。即便失败了，一线城市机会比较多，也可以转到其他互联网医疗公司，甚至可能借助互联网医疗转去互联网行业。因为给互联网医疗公司招聘的猎头，手上还有很多互联网的职位，充分利用好这些资源，帮助自己完成职业上的进一步发展。

至于二、三线城市的从业者，除非是已经不太可能升至地区经理了，否则还是慎重考虑。因为二、三线城市不论是互联网医疗还是传统医药和器械的职位都比较少，从业者能不能离开倒是其次，主要是一旦输了，就未必能回得来。

互联网医疗带给很多人更大发展空间的同时，也要求转行的从业者承担更多的风险，迎接不可预知的挑战。

静下心来，仔细考虑转去互联网医疗自己想要什么、会失去什么、之后最坏的结果是什么、和现在相比会损失什么、自己能否接受。这几个问题按照顺序思考下来，琢磨清楚，远比听某些猎头的忽悠和某些 HR 的胡乱规划要实际得多。

每条发展路上最好和最坏的情况都琢磨清楚了，然后依据自己能承受的最大风险做出属于自己的决定，这才是最理智的职业规划。

随着年龄和见识的增长，笔者更是深深地认识到，有时候，也许我们努力奋斗的终点不过才是赶上了别人的起点。要努力，也不是因为我们多么笃信"奋斗改变命运"这种说法，我们只是单纯想帮助我们的后代重新定义人生的起跑线。

毕竟，笔者作为一名已婚已育的中年人，一直都相信，自己现在的努力是送给我们子女未来最走心的"成人礼"。

也许不是所有人都会离开这个行业，但持续用个人品牌打造自己的竞争力，培养跨界思维，增加自己的不可替代性，一定能塑造个人持续的竞争力！

四、个人品牌强化职场复利思维

笔者在几年前考虑做个人品牌，是因为在网上看到的一个问题启发了笔者。这个问题是：如果以 5 年作为一个节点，你有没有想过自己的年薪 5 年、10 年之后能达到多少？

笔者也不知道，所以去网上搜，没有完全相同的问题，找到一个互动倒是和我们的话题有些贴切："30 岁前赚到 100 万元是种什么样的体验？"

问题的字面意思在于赚到 100 万元。如果按照 25 岁毕业，5 年后正好 30 岁，每年年薪 20 万元，赚到 100 万元也并非难事，但是下面的回答基本上都围绕着"30 岁前，年薪百万元是种什么样的体验"。

笔者翻遍了所有答案，有赶上 O2O（线上到线下）风口致富的，有加入创业公司的，有在大学就做小生意的，很多网友都分享了这个问题的答案，然而，笔者没有看到一个加入曾经被赞誉为"朝阳行业"的医疗行业，拿到年薪百万元的。

现在，我们不谈年薪百万元，就谈谈加入这个行业 5 年之后，年薪究竟在什么水平？

现在，对于大部分公司而言，像过去那样一个季度六七万元奖金的日子已经过去了，根据我对销售的薪酬的了解，这个行业的平均薪酬是：

5 年之后，如果一线销售只靠工资和奖金，在一家医疗行业的世界五百强企业工作，如果没有升到地区经理，年薪也就在 20 万元到 30 万元之间；资深一点的销售，平均每个月 1.5 万元的底薪，加上 10 万元左右的奖金，年薪上比起刚入行的一线销售也不过多个几万元。也许有些人会问，怎么可能一年只有 10 万元奖金？

别忘记了，每家公司的奖金制度不同，有的低有的高，而且不是每一位代表每一个季度都可以拿到奖金。同时，如果从业者今年拿到了双倍的奖金，明年却只有底薪，放长时间来看，还是相当于平均每年只拿到基础奖金。

我们再来看一下其他行业。

5 年时间，在投行证券等金融类企业，年薪百万元的人比比皆是，一轮牛市造就一批百万富翁不是问题；5 年时间，互联网公司开到的薪水也并不比医疗行业差到哪里，如果互联网行业发展更好些，薪酬加上期权更是碾压医疗行业。

但是，我们还是要承认，医疗行业的整体收入还是处于中等水平，甚至可以说中等偏上，对二、三线城市来说更是如此。

只不过，近几年来，伴随着裁员、合规、限费，整体待遇已经远不如从前，而一线销售代表的地位好像也随着收入的下降而不如从前。

十几年前，外企刚进入中国，帮助中国第一批走向世界的医生了解最新的医学进展情况，那时候，每一位医药代表或器械代表都是备受尊重的。而今天，很多人连自己工作的场所都被谢绝进入。

1. 个人品牌加速复利积累

在医疗圈子里，做医药也好，做器械也罢，这个行业里，永远不缺这样的经历：明明约好了下午 3 点见面，到 5 点客户还没来，打电话过去问，得到的回复是"手头有点儿事"，甚至等不及从业者说一句话，那头电话已经挂上了；销售给客户订机票，明明通过短信沟通就好，却被要求当面沟通，于是一位销售清晨 6 点起床，从北京的西五环跑到了东三环，到了科室，不到一分钟的光景就说完了这件事。走出科室想一想，来回 4 小时的通勤只为了在客户面前博个存在感。

很多时候，一线销售做的不是医学信息沟通专员，也不是区域销售代表，更像是高级会务专员，搭上了宝贵的时间，却并没有赢来荣誉与尊重。医药销售的时间往往不被尊重。

你有没有想过这样一个问题？为什么随着年龄和资历的增长，有些客户一年的收入可能是医药销售从业者十年的薪酬。因为他们过去的十年都用来精进手术，学习医学领域的最新进展。医生的积累就是复利化的积累，而一线销售的付出，更多只是卖时间。

这个行业的销售代表从业者，在陪同客户参加一次又一次的学术会议中，在五星级酒店呼呼大睡，地区经理告诉团队销售代表要陪医生听会，但是即使现场听会又如何呢？

这时候，从业者彷徨了，不知道自己每天工作的意义在哪里。他们按照公司的要求，每天拜访 12 个有效客户，每天都认真撰写拜访报告，每天都和客户探讨产品的学术价值，到了季度末发现，销量才完成 50%！团队其他同事每天躺在家里睡大觉，在朋友圈秀一张医院自拍，瞬间赢得老板欢心。

当医药代表天天在医院拜访客户却收效甚微时，老板说："我们要高效利用时间，避免无意义的刷脸。"当医药代表高效利用时间，把一周的客户安排在三天集中拜访和沟通，老板说："要增加客户拜访频率，有事没事的时候特意去打个招呼也是联络感情。"

也许刚进入这个行业的从业者还在窃喜，收入比同龄人多了几千块。

5 年后，当同龄人收入增长以几何倍数向上攀升的时候，自己还在市场里开着相同的科室会，讲着跟五年前入职时相同的内容。

笔者认识的很多销售离开了这个行业，也有很多销售在这个行业坚持着。说实话，在这个行业里，如果我们的目标是年薪 40 万元，有没有可能想过：也许自己不是输在不努力，而是输在了起跑线。

努力才有选择，但是选择往往大于努力。

2. 个人品牌突破年龄瓶颈

一位地区经理曾让笔者帮忙发个招聘信息。笔者看了他的招聘信息，上面除了常规的招聘要求以外，还在年龄上写明了"要求候选人是'95后'年轻人"这句话。

虽然笔者知道很多"95后"毕业到现在，确实也都有了几年的工作经验，但是还是忍不住感叹：现在的医药和器械行业，人才更新得真是快！

因为平常也偶尔会加入一些行业的微信群，所以笔者尝试着用关键字"95后"进行搜索，不得不说，现在点名要求"95后"的企业真不少，其中不乏某些知名器械外企。

因为平常和HR打交道多一些，笔者有时候会问一些关系不错的HR，他们是如何看待年龄和经验的关系。很多HR给笔者的反馈是，从人力资源的角度来说，以固有的思维，肯定是年龄越大，相关行业经验越多的人，他们的倾斜度会越高。但是，随着目前"95后""00后"新生代的成长，他们也在重新审视这一批有了初步工作经验的群体。

我们会发现，其实"95后"群体内的个体差距会非常大，这点可以在面试中很明显地感觉出来。有些人的思想非常成熟，他们会为自己的职业生涯考虑，也在面试前关于自己职业生涯的规划咨询了很多人。当然，不成熟的"95后"也并不少见。

当然，比"95后"更担心自己能否被接受的，是"80后"。他们开始担心未来能否依然可以保持持续的竞争力。毕竟，像医药外企里的GSK（葛兰素史克）、赛诺菲，器械里的强生，都涌现出很多"90后"管理者。

笔者曾经给很多销售做一对一面试培训，感觉到很深的一点就是，"90后"的管理者面对很多"80后"求职者的时候，并没有给予更多的优待。相反，他们更愿意招自己的同龄人成为团队的一员。当初，"90后"要求"80后"的管理者给他们更多的信任，而现在，"80后"要求"90后"的领导者给他们更多的机会。

每一个年龄群体其实都不应该被贴上集体标签。在我身边，既有做互联网月入10万元的"95后"创业者，也有虽然还是一线销售，但是靠着积累的人脉资源做副业变现的"80后"打工者。

年龄从来不是衡量实力的唯一标准。除非一个人的实力仅仅依靠年龄，通过积累行业内的个人品牌可以有效让未来的老板认识到从业者跟年轻一代能力的差异，帮助从业者在职场上有更加持续的个人发展。

3. 个人品牌加强职场薪资复利

笔者曾经看到，很多简历有一个共性。

很多工作七八年的老销售代表，不少人的月薪都只徘徊在七八千元，但是很多"90后"的简历上，备注的目前月薪已经达到了一万多元。这让笔者想起来以前有个1985年出生的朋友和我抱怨，说他们公司的地区经理新招了个员工，1990年出生的，但是底薪比他还要高，他左想右想气不过，准备离职跳槽。

人在职场，薪水是绕不开的话题，尤其是薪资倒挂，即新招员工的基本薪水和老员工持平，甚至比后者还要高。

以目前各大企业的校招为例，2018年，某外资企业招聘应届毕业生，本科生统一为月薪6000元。到了2019年，同样条件下，本科毕业生的月薪就变成了7000元。很多上一届的毕业生这时候不干了：自己辛辛苦苦工作一年，涨薪10%，也不过6600元的底薪，这么一算，还赶不上新来的应届生工资高，感觉给公司累死累活白干一年。

但是 HR 也有自己的委屈，目前人力价格水涨船高，薪水开低了没有人肯来，他们是通过调研市场应届生的平均薪水，才做出的薪水上涨的决定。

人在职场，薪资倒挂，究竟应该怎么看待呢？

（1）表面看到的涨幅，背后是他牺牲的舒适圈

一个人跳槽，代表着他脱离了过去的"舒适圈"：脱离了熟悉的市场、熟悉的公司文化以及熟悉的团队伙伴，转而面对的是未知的职场环境。

从业者只是看到新人拿到的薪酬比自己高，但是不曾想到新人失去的东西和面临的风险。尤其是，如果新的岗位区域是个"坑"，拿不到奖金，就算底薪多 20%，整体下来还是损失不少。

还有很多人从一家公司转去另一家公司，没多久就又离开了，原因不是薪资不够高，也不是能力不够强，往往是无法适应新的企业文化和团队环境。对这样的职场人来说，虽然在短期内获得了更高的薪水，但是一旦无法抵御风险，将对自己的职业规划有很强的负面影响。毕竟，在正常情况下，没有一家公司会喜欢招一个入职不久就离职的员工。所以，完全没有必要羡慕跳槽来的同事薪资比自己高。

（2）内部价值评估，永远低于外部市场评估

薪资是个很奇怪的事情，企业永远愿意把更高的薪水给从外面请的人才，挖一个人给的薪水涨幅，往往比内部年度调薪甚至内部晋升涨薪更高。根本原因在于，从业者在企业内部，决定他薪水的是他对企业的贡献，同时参考公司每年的普涨幅度。而从市场上挖人则是取决于市场对应职位的平均水平，而后者往往会大于前者，

这也就是很多在职人员总是感觉自己能力被低估的原因。

所以，在职场里，除了要做职业规划，还要做自己的价值规划，要仔细思考，在自己的细分领域里，哪些经历或者能力在市场上的认可度更高，上班的时候就要有意识地培养和锻炼，哪怕这并不属于自己的工作。

工作，从最基础的角度来看，是为了平衡雇主支付的薪酬；从另外的角度看，是为了把自己的价值体现在各个项目和活动中，获取最优的结果。这里的结果可以指内部的晋升，也可以指外部的认可。

很多人说职场最理想的方式是钱多、活少、离家近。其实，在职场中，钱多是想要的结果，离家远近也只是一种个人选择，真正能让一个人实现增值的往往是利用手头的工作，在有限的工作时间里锻炼自己，打磨自己，能在未来实现持续性输出，赢得更高的薪酬福利和生活质量。

人在职场，薪资被"倒挂"，真正需要思考的，是如何让自己的未来变得比现在更值钱！个人品牌的积累能让每一位从业者有底气用实力来证明自己比那些工作年限更短、资历更浅的从业者值得拥有更高的薪资。

4. 个人品牌帮助建立职场安全感

30 岁也成了一个特殊的分水岭。很多人都说，30 岁是中年人的元年。

30 岁前的人，仿佛可以随心所欲地过自己想过的生活，一个人可以肆意地换产品，换工作，甚至换城市。

30 岁后的人，面对的都是赤裸裸的现实问题：月薪多少、职级多高、有没有结婚、是否生娃、存款多少……

别想着再过几年会轻松。学区房、父母养老、养娃育儿……后面的日子只会有更多烦恼。

这些问题大部分都是围绕着一个字——钱。

30 岁的年龄，往往开启的是另一个世界。

很多人拼了命投简历、面试、找关系、求内推，都是希望尽早进入看起来高大上的外资企业，同时也是潜意识里认为在外企工作挣钱多。

30 岁的人在外企该拿多少年薪呢？

网上流传着一张年龄、年薪和存款对照表，按照里面的说法，30 岁应该存款 40 万元，拿 30 万元的年薪。

笔者不知道在这个行业里，有多少 30 岁的外企人拿到了 30 万元的年薪。毕竟，不同的公司相对而言差别比较大。但对于无法实现财务自由的人而言，年薪越高，代表着越高的财务安全感。

在外企，如果要拿 30 万元的年薪，假如每季度的奖金是 3 万元，一年的奖金就是 12 万元，如果按照外企每个月将近 2000 元的交通和话费补助计算，如果月薪达到 13000 元，正好是 30 万元年薪，再加上很多公司都是 13 薪，可以很大程度上弥补很多二线和一线城市交通补助的差额，如果能保证奖金平均每季度能拿到 3 万元，就可以达到甚至超过 30 万元年薪。

笔者认识的一些外企地区经理和资深销售专员，基本上在 30 岁都拿到了 30 万元年薪，这说明可能性还是非常大的，甚至如果区域目标达成良好，会有更乐观的情况。

但是，问题的关键在于：自己所获得的收入是否具有持续性？

这里最大的变数就是季度奖金。早些年，医药和器械外企在国内的地位还是比较高的，产品的不可替代性和学术水平都是国内企业难以望其项背的，那时候一个季度四五万元甚至更高的奖金都不足为奇。

但是，随着行业的发展，现在每个季度 3 万元的奖金，相对来说在很多区域都是一种奢侈了。

制定奖金政策的时候，财务部算得"精"，有各种条条框框，想拿单产品奖金，还得先总体达成，只有总体达成还不行，还必须有环比的增长。这么一算，全国能拿到 3 万元季度奖金的，要么就是单品或新品增长高的，要么就是总体达成远超 100% 的。这样一来，员工所获得的年薪收入就失去了可持续性，也做不到旱涝保收，因为从业者永远不知道医院什么时候就限费，什么时候就控品种，大客户什么时候就出国短期交流了。

当然，目前很多外企人拿不到这个年薪的原因，除了奖金的"大小年"，还可能是入行太早，或者先前在内资企业，底薪水平比起现在的外企低了不少，经过几年的涨幅，底薪甚至比一些后来者还低。

人到中年，在公司内部会遇到职场安全感缺失的问题，但是通过个人品牌的建立完成内部的曝光，能在很大程度上对抗职场上的不确定性，增加自己职业生命的宽度。

5. 个人品牌扩展职业宽度

在医药行业里，很多大包（医药个人代理商）在不少外企人的眼里显得有些格格不入，但是具有讽刺性的是，很多大包几个月赚的钱，比外企销售一年赚的还要多。笔者有一个做大包的朋友，他用了一个星期，入账 7 万元的利润。

（1）工作的终极意义

工作的终极意义就是为了获取同等价值的经济收入，即获得个人或家庭的物质来源。不论再怎么用理想、信念和志向粉饰，都抹不掉工作的本质。对于每个人来说，时间是最关键的轻资产。如何在最短的时间里，完成最快速的物质变现，是所有人都应该关注的。

就像笔者刚提到的，那位做大包的朋友，之前在线上交流的时候，他同样有间歇性的迷茫。进展顺利的时候，他一个星期赚的钱，能抵得上不少外企销售一个季度的奖金。钱没少赚，时间不多花，但闲下来后，他反而迷茫了。

所以，该追求时间的充实吗？该把本来一天能够解决的问题故意用两天来解决吗？

显然不是。

在这时候，首先要考虑的问题依然是如何在同样产出的情况下缩短所需要的时间，然后有效利用时间差，用剩下的时间继续寻找变现的渠道和方式。靠出卖时间换钱是最基本的赚钱方式，不懂得倍数化自己时间来变现的人，即便忙到崩溃，也依然感觉赚钱很乏力。

很多人自己代理产品做副业，就是因为自己的个人品牌受到了客户的认可，客户愿意和他有更多合作的机会。

（2）税后收入的可持续性

很多销售都关注自己的底薪、奖金，认为这些构成了自己的税后收入，但是，他们很少考虑自己税后收入的可持续性。

许多人都会在面试的时候说，自己在医疗行业工作很多年，积累了很多资源和人脉。但这里说的资源和人脉究竟对自己有多大的影响力，求职者自己心里应该有数。换一次工作，从一家医院变动到另一家医院，过去的资源基本上也算是丢掉了。这里就涉及一个很危险的概念：我们是有 5 年的工作经验，还是一个经验用了 5 年。

大包每天做的事情很专注，就是经营圈子，慢慢从圈子的"圆心"一步一个脚印，向周围扩展。而很多职场精英其实是在跳圈子，从一个圈子跳到另一个圈子，看似有很多广泛的资源，但是想利用好原来圈子的资源本身就很难，更别提变现了。

不能借助资源持续增加自己税后收入的人，很难拥有"被动收入"，也会过得越来越辛苦。

（3）瞧不上的格调，拼不过的薪酬

很多人对大包的看法并不是很正面，一想到大包，脑子里就是一个秃头中年的形象，夹着一个假名牌包，游走在市场里，一口大黄牙，用方言谈笑风生。

其实，这种观念不仅不正确，而且非常不好。

个人代理商的销售模式下，团队的学术水平高不高，完全取决于个人。只能说，目前大部分的大包还没有转变思维。但是同样地，很多上市企业的销售团队也面临同样的问题。

很多人瞧不上大包，也是掺杂了一些嫉妒因素。

毕竟，"985""211"学校毕业、世界 500 强的光环绕在头上，学术推广的口号喊在嘴里，各类 Role Play（情景式销售拜访模拟演练）高分通过，还不如野蛮生长的大包赚得多，很多人难免会心里别扭。

但是，聪明人从来都不会抱怨不公，而是会选择吸收别人的智慧，学习别人成功的经验，未必可以照搬，但是深层的逻辑是可以借用的。

一家经营不善的高级餐厅的大堂经理，未必就比隔壁开小店的私人老板要高端到哪里去。毕竟，后者可以利用已经变现的资产选择做什么，不做什么，而前者只能选择做什么，却没办法选择不做什么。

谁拥有选择的自由，谁就更可能拥有自由。

对大部分人来说，财富自由的评价标准从来都不仅仅是数字。

做大包和做职业经理人，只是生存方式的选择，无所谓谁更高贵谁更卑微。千万不要把自己引以为傲的学术当作自己赚不到钱的借口。

五、个人品牌加速职场晋升

我们都知道，医疗行业的职业发展比较传统，每个级别之间晋升的年限相对固定。

入行两年，如果指标能持续完成，公司内部关系融洽，一般人基本都能从普通销售代表晋升为高级销售代表。

从某种程度上说，这已经是一种阶级上升的"明规则"。所以，医疗行业里看到既有 1994 年的高级销售代表，也有 1982 年的高级销售代表，前后的年龄跨度都有一轮了。工作 5 年的人，不仅要和老人拼晋升，还要和年轻人争待遇，也真是不容易。而且，30 多岁的高级销售代表还要考虑升职的事情。

高代（"高级销售代表"的简称）的竞争者，是资历更老，熬得更久的高代。

一个从业者想升职，要先把前面的人比下去；如果比不下去，那就把他们熬下去；如果熬不下去，只能盼着自己能熬到头。做普代（"普通销售代表"的简称）的时候，有盼头，拼个 1 到 2 年，就可以升职了；做高代的时候，没希望，熬个 3 到 4 年，可能还是看不到头……

很多人都想直接跨过高代这道坎，也有很多人，直接卡在了高代上……

最悲惨的不是熬了两年没升职，而是他觉得没希望了，前脚刚离职，后脚公司就空出来个地区经理岗位，比他资历浅的人升职了，他还得在下一家公司继续熬。这事儿搁在别人身上叫"剩"者为王，搁自己身上就是倒霉。

资深高代，除了职业发展，薪资上也面临着同样"尴尬"的挑战，很多高代的月薪底薪依然还在 9000 元上下浮动。

同时，在这个行业里，包括药品或者器械，经常会爆出每年目标完成 150%、200% 甚至 300% 以上的销售纪录，在各类年会的领奖台上捧起一座座奖杯，让坐在台下鼓掌的同事好不羡慕！

除了那些努力跑市场，天天盯客户获得成功喜悦的代表，我们仿佛也听到了很多关于成功的其他声音：

- 要离职了，走之前压最后一把。
- 今年要升职，目标达成必须好看，如果明年指标太高，大不了压两个季度跳槽走人。
- 医院盖新大楼，手术室和病房扩大，销量会"噌噌"往上涨。
- 科室新来了一位大客户，把以前优秀的产品使用习惯也带过来了。
- 感谢前任升职，市场基础好，躺在家里就能奖金封顶。
- 市场是全国级医院，公司各种资源、各个部门和各级老板围着转，跑跑基础执行工作，今年的销量靠着新产品，肯定没问题。
- 把竞品的经销商"策反"了，原来的竞品全部转换成了自己的产品，今年要把销量控制着点，奖金封顶就好，可千万不能超太多。

　　荣誉都被别人领走了，自己一天又一天过着朝六晚九的生活，销量还是上不去，辛勤工作反而经常被质疑工作效率，每天见到客户想进一步交流，奈何总被客户质疑资源不够，经常受到客户的冷落，回去找老板要资源，得到的答复一般都是"要讲产品，讲学术，突出自身专业性，不能过度依赖资源"。

　　虽然并非所有客户都需要资源投入，但也要承认，对于有些客户，资源的投入，尤其是学术资源的投入，会对成交有很大的影响。

　　对于地区经理来说，获奖的员工固然值得鼓励，但也请多关注那些销量不高或者因为客观情况奖金都拿不到的代表，因为他们也充满了敬业精神，勤奋、励志，拥有最本质的学术和专业性。

　　不管是销售冠军还是勉强完成销售指标的代表，想要有所发展和晋升，想要在职场里有出路，就不仅要把销量做好，更要努力向上攀登。

　　没有强大的销售业绩表现做支撑，就更需要让公司看到自己的努力和勤奋，看到个人影响力。

　　这时候，跨部门的沟通和协作就显得尤为关键和重要，让市场部和培训部帮助自己在职场发声，是塑造个人影响力的理想选择。

　　区域市场项目的高效率执行和频繁而积极的反馈与互动，以及在区域活动中的执行创新，都能最大程度上帮助从业者更好地完成销量任务，同时也会让管理层认识到从业者的能力和亮点，从业者也就能获得更多内部曝光的机会。

　　毕竟，现在越来越多的高代，底薪被新人反超。

　　高代入行的时候，月薪底薪 5000 元，结果现在新人的月薪底薪 1 万元，碰上拿不到奖金的日子，过去干两年等于现在别人干一年。这事儿搁谁身上都不好受。

　　工作经验越久的人，按道理来说越值钱，但是不少人却发现，不仅在公司内薪资被"倒挂",出去找工作也被质疑这些经验的含金量。"高级代表"不再"高级"之后,就应该着手考虑自己的未来了。

被贴上"Mentor(导师)""最佳带教""老员工""经验丰富"等标签的高代们,也许有一天,当他们真正学会放下标签的时候,才会认真思考自己的职场竞争力,和是否具有岗位的不可替代性。

所以,越频繁的内部曝光和个人品牌的建立,往往意味着越高的升职概率。别让闷头干活的自己,输给了懂得如何表现的职场"老司机"。

六、个人品牌探索职场的多重可能

"这是一个最好的时代,这是一个最坏的时代;
这是一个智慧的年代,这是一个愚蠢的年代。"

——查尔斯·狄更斯《双城记》

从外企转到民企的职业经理人不少,在医药圈,比较轰动的事件就是当年辉瑞中国发布声明,辉瑞核心医疗大中华区总裁吴晓滨将离开服务了 15 年的辉瑞公司,开始新的人生篇章。

这则消息在医药圈掀起了不小的波澜。

当年,笔者看到这条消息没多久,一位地区经理朋友就在微信上转给笔者一篇关于这位传奇总裁的离任新闻,然后跟笔者说:现在医疗行业不好做了,连能力这么强的总裁都离开了。

笔者看到之后觉得很好笑。毕竟,吴晓滨的离开,可能更多地和他自己对未来的规划有关,或者长久以来受个人想法的驱使。很多媒体或个人将其描述成是因为行业形势严峻才离开,未免过于牵强，况且人家也并没有脱离医疗行业。

不过，吴晓滨的离开反而印证了一个道理：在互联网飞速发展的今天，在全民创业的热潮下，虽然创业不是每个人最后的职场归宿，但是，这个时代在保留了很多传统职业发展路径的同时，也赋予了我们比以往更多的可能。

1. 平台，依然是一个人最有力的背书

这则消息宣布后不久，笔者认识的一个内资公司地区经理，去应聘某外企的地区经理时，被人力资源部门淘汰了。

在笔者跟他做一对一咨询的过程中，感觉他相比于目前在一线外企的销售经理，能力丝毫不差。逻辑清晰，说话条理清楚，最多的时候带过将近10人的销售推广团队，并直接向全国销售总监汇报。

但是，他的简历刚投递上去，人力资源部门就以"无两年以上外企管理经验，暂不合适"的回复婉拒了，甚至都没有安排一场象征性的电话面试。

人力资源市场是残酷的，它的残酷就在于，没有人有义务努力地去了解背景不够强大的求职者。

每一位猎头在挖人的时候，第一句话永远都是：从业者现在是什么级别，而不是从业者觉得自己有哪些能力和优势。

不论现在如何鼓吹能力改变命运，如何争辩选择和努力到底哪个更重要，事实都是，如果医疗行业从业者还想走主流的职场之路，有所发展和晋升，需要有一个强大的过去。

笔者之前参加一个线下投资活动的时候，一位嘉宾给笔者留下了很深的印象。

她原来是某跨国外企的高层，从制药领域转到了风险投资领域，当时她说了一句话：投资，就是投合伙人，合伙人既往的背景，

是最能避免受主观因素影响的客观评价标准。

这句话在职场也同样适用。人力资源部门招人，某种程度上并不是完全对能力的考核，毕竟面试时说得好，但是实际做起来一团糟的大有人在。

人力资源部门对候选人的第一层考核，很多时候都是对硬性背景和要求的考核。

2. 竞争的本质，正在发生变化

近几年，随着自媒体的兴起，很多人变成了"斜杆"青年，还有的变成了"斜杠"中年，阿里巴巴曾经开价 40 万元招聘广场舞领袖，甚至一度让很多人变成了"斜杠"老年。

在当下，不论身在公司高层还是在基层一线，自己都应该能感受到，没有任何一个级别会带给从业者绝对的职业安全感。能让从业者安度晚年的永远是个人持续竞争力的打造。

未来 10 年的竞争，从以往对 Title（头衔）的竞争，逐步转变成个人品牌的竞争。这里的品牌包括了很多方面，除了刚才我们提到的背景经历，还有从业者可迁移和可量化的能力。

身在自媒体领域，笔者见过很多人从默默无闻的小职员，逐步变成了意见领袖。笔者也很荣幸搭乘了一班地铁，结识了业内很多大腕，并且积累了自己的口碑。

所以，把握竞争本质，才能更好地去直面竞争！

3. 个人品牌，正在变得越来越值钱

选择大于努力，但是不努力，连选择的机会都没有。

很多人都羡慕别人能够做自己想做的事，但其实我们看到的和我们嫉妒的，往往都是别人用汗水擦拭和打磨后的光鲜。

很多互联网工作都是"996"——早上9点上班，晚上9点下班，一周工作6天。但事实是，笔者过去做自媒体的时候，早上9点上班，晚上11点甚至更晚才能休息，一周工作7天，更别提什么节假日了。

很多人会说，那是因为你在赚钱啊。

工作强度越大，金钱的支撑力就越弱。成就感和满足感才是持续支撑从业者坚持下来的力量。

笔者在做一对一职业规划咨询的时候遇到很多人，他们最大的困扰：每天的工作都只是单纯重复昨天的安排，感觉随着时间的推移，自己的竞争力越来越弱，随着年龄的优势逐渐减弱，自己变得越来越焦虑。

其实，在今天这样的环境下能感到焦虑，最起码还是应该庆幸的，等到自己麻木到凡事都无所谓了，才是真正悲哀的时候。毕竟，没有一个人是靠着"无所谓"的理念走向成功的。

没有背景和资本做后盾的从业者，更不能放弃培养自己积累资本的能力。

至于一些外企高级管理者和职业经理人，放弃安稳、高薪的职场，走向九死一生的民企和创业之路，实在是风险太大。

但其实，每天漫无目的地混职场、熬资历，才是人生最大的风险。

对于积累了足够多的资源和人脉，已经成功打造了个人品牌的高管来说，创业还是留在职场，民企还是外企，不过只是两条对等的平行线，选择哪一条路通往未来的终点，都是水到渠成的事情。

这个时代让每一位医疗行业的从业者都拥有了更多的可能，但能否把握住机会，就需要每天持续向上的努力。

第三章

求职简历
修改指南

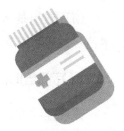

一、药械销售求职简历常见问题

过去两年，在笔者看到过的几千封简历中，有一个很重要的问题，即不论是医药和器械领域的一线销售，还是销售管理和其他职能部门，80% 以上的从业者在书写简历的时候，不懂得换位思考，无法站在招聘者的角度思考问题，而只是希望传递自己想表达的内容和信息，所体现出来的职业经历就是通篇流水账。

这样的写法，基本逻辑大概是：某一年任职某家公司，负责某个区域市场，完成指标多少，产品从多少增长到多少。如果业绩优秀，能很好地体现一个从业者的市场推广能力，但是区域管理能力、大客户管理能力、市场分析能力、学术能力、执行力等都无法得到体现。

另外，针对很多区域业绩完成不漂亮的从业者，如果只是单纯地体现业绩，无异于是把自己过往的缺点暴露在招聘单位眼前。

即便是完成了业绩的从业者，简历如果只是单纯体现业绩，那么他和其他人在简历这一环节的比拼，就变成了单纯比谁的公司知名度高、谁的业绩好。虽然有的候选人确实能力过人，是通过自己的不断努力才让区域目标完成，但由于简历上只有数字，毫无其他能力体现，如何比得过那些轻松达成指标的"运气"销售？

简历应当是增进自身匹配度的有效利器，而不应该只是呈现基本信息的"班级黑板报"。

1. 写简历时的基本注意事项

体现业绩非常必要，但是突出能力也同样重要，甚至有时候比单纯地体现业绩更重要，写简历时要注意以下问题：

（1）个人信息从身高写到邮编，从身份号码写到家庭住宅，从政治面貌写到民族、籍贯。但这些并不是企业需要的信息。

（2）简历上主观性的自我评价，大部分是百度搜来的信息，洋洋洒洒写很多，空洞无味，人力资源管理人员真的不太会关注这些浮夸的辞藻。

（3）网上的简历模板只是形式，具体内容才是真正核心的部分，还有很多求职者在用表格做简历模板，既不美观，又有很多无效重复的内容。

（4）针对目前很多想从药品行业转行到器械行业的从业者，简历不但要描述过去的销售情况，还要强调自己具备器械岗位要求的基本能力。

医药和器械行业与其他很多行业在属性上有很大区别，所以网上通用的信息，很多其实并无太大参考意义。

2. 优秀简历必备的原则

一份优秀的简历需要具备两个原则：（1）个人信息完整；（2）突出个人优势。

信息完整不是说把毕业到现在每一年每一个季度的指标达成情况都进行标注。而且，从业者的工作内容也不可能100%迁移到未来的工作当中，新的雇主除了关注从业者以往的业绩表现，也会对从业者个人的综合能力做出评价，继而决定是否录用。

如果说工作内容不可迁移，那什么是可以迁移的呢？

我们刚才所提到的能力，比如区域管理能力、大客户管理能力、市场分析能力、学术能力、执行力等从以往工作中培养的能力，是可以迁移的。而这些，也是在简历上需要着重体现的。

笔者看过的 80% 的简历都没有体现这些能力，取而代之的是把自己过往的业绩大谈特谈。谈业绩表现没有错，但是通篇都是业绩完成情况的展示，就会出现刚刚我们提到的问题。尤其是医药和器械行业，很多业绩都是外部的客观利好条件造成的。从业者在写简历时，应该考虑的是，怎样用过程验证结果，让面试官看到从业者优秀的业绩是由于个人努力产生的，而不只是因为运气好，接了个好区域。

3. 简历哪些常见因素容易被拒绝？

很多读者经常问笔者，我面试的时候感觉很好，面试官充满鼓励的眼神也让人以为这个职位十拿九稳，但面试过后却迟迟收不到录用的消息，这到底是为什么呢？

候选人这时候想联系当初伸出橄榄枝的猎头顾问，却不料负责这个职位的顾问也是支支吾吾的态度。

人力资源部门和猎头作为从业者求职的第一道门槛，最关键的是两点：一个是简历关，一个是面试关。

简历被拒绝，比较常见的原因有以下几个。

（1）性别。很多地区经理在选人的时候，出于个人工作强度、出差情况和个人管理风格，会倾向于男性求职者，也有很多是因为要平衡团队性别比例，侧重于选择男性或者女性求职者。

（2）年龄。越老经验越丰富是对的，越老越吃香在医疗行业却未必是这样。很多企业在招人的时候，对 35 岁，甚至 30 岁以上的求职者都会很慎重地选择。毕竟，相比于那些有激情、好学、有冲劲的年轻员工，年龄大的求职者可量化的优势究竟在哪儿？

（3）学历。很多制药和器械公司对于学历的最低要求是统招本科，还有一些岗位甚至要求研究生学历起步。

（4）大学专业。医疗行业的专业性很强，所以很多公司要求候选人需要是临床医学或者药学专业。从大数据来看，制药公司对于专业的要求大部分是高于器械公司的。

（5）跳槽频繁。很多 HR 对频繁跳槽的人很敏感。接手的区域不好开展工作的时候，他们需要有一个人来"硬熬"，而不是"来了就走"。

（6）工作经历不匹配。有的外企甚至很多民企现在都必须要求有外企工作经验，很多民企优秀的人才很可能因为这一要求就被拒绝。同样的道理，很多器械公司也要求求职者过去有经销商管理的经验，做药品的很多人才也折戟于此。

（7）薪资要求。因为薪资被拒绝大多出于两种可能：一个是求职者在简历里的预期过高，超过了 HR 能在操作范围内的涨幅和绝对值；一个是求职者在简历里体现的薪资已经到达了该职级的顶峰，同一职级几乎不可能再上涨。笔者之前认识一位从业者，月薪底薪 15000 元，求职销售岗，但很少有公司能给到比 15000 元更高的底薪。

（8）能力不突出。很多候选人的简历只是单纯描述自己过往的经历，看起来洋洋洒洒写了很多内容，但基本上也只是写了在什么时间，哪家公司，担任什么职位，完成多少指标。这样的"流水账"式的描述，是无法让面试官体会到从业者能力的。

简历被拒绝，有很多因素是我们无法改变的，尤其是很多已经发生的客观因素。如何在现有的情况下，用过去的经历来证明自己的各项能力，比如沟通、学术推广、客户管理能力等，才是从业者需要思考的问题。

二、求职简历错误模板示范

上面提到，很多时候求职者都只是照着简历模板填写，并没有独立思考。下面笔者和大家一起分享，简历模板里的哪些信息对 HR 来说是无效的信息。

1. 性别

简历里性别的体现分两种情况。

如果简历上已经附有照片，除非长相特别中性，一眼看不出性别，否则没有必要在已经附上个人照片的情况下还在旁边标注性别。

如果简历上没有照片，姓名一般也可以让 HR 知道求职者的性别，除非姓名比较中性或者可能引起误会，比如说"刘佳佳"这个名字，大部分人以为是女性，如果男性取名叫"刘佳佳"，建议适当标注。

2. 民族

民族这个信息对求职并没有帮助，面试官也不会因为从业者是哪个民族就选择聘用或者拒绝求职者。

3. 个人 QQ 和微信

笔者经常看见有人在简历上备注自己的 QQ 和微信号码，还有的甚至会放个二维码，但面试官一天看那么多简历，即使看到这个信息，也不可能加从业者为好友私聊的，所以这个信息一点儿用都没有。

4. 家庭地址

家庭这个信息就更没有用处了。面试官又不会按简历里面的地址为求职者邮寄材料，即使求职者通过了面试，在邮寄相关材料前，HR 一定会要求求职者另外提供收件地址的。

但有一种情况需要提醒，比如求职者已经提前知道有的岗位是负责一家或几家核心医院，那么家和医院住得近，相对来说就会方便很多。如果求职者恰巧遇到这样的岗位，可以附上住址。其他情况下，投递的时候还是去掉住址吧。

5. 邮政编码

凡是有邮编的简历模板都是十几年前的求职模板。从业者可以换位思考，现在谁还会关心候选人所在地的邮政编码呢？

6. 专业介绍和主修课程

很多求职者会在教育背景里对自己的专业进行详细的描述，还有很多人把自己大学时候主修的课程也一一进行了罗列。这样的罗列其实就没有意义，比如说，有的求职者是药学专业，面试官在医药圈子里待了这么多年，对药学专业都有哪些主修课程还是非常清楚的。

当然，除非是专业特别冷门。但是以笔者的经验来说，还没有看到过可以被定义为"特别冷门"的专业，况且冷门专业对求职并没有帮助，对求职没有帮助的信息，尽量少写，从业者需要突出的，是和未来岗位匹配度高的信息。

7. 求职意图

很多求职者来找笔者修改简历的时候，经常会在求职简历里写

"到岗时间：面议；薪资要求：面议"。

笔者经常会反问他们，既然都面议了，还写在简历里做什么？

而且大多数用人公司还是希望求职者能尽快上岗，如果特别想写，还不如写个"可尽快，听从公司入职流程安排"。

8. 公司介绍

由于很多简历模板上面都有这一栏，很多求职者在公司介绍这一栏写得比工作经历还多。

像辉瑞、拜耳、强生、史赛克等这一类公司，根本不需要去特殊介绍，而其他很多特别小的公司，即便介绍了面试官也未必熟悉，意义不大。

除非一位求职者原来所在的公司，知名度不及那些综合性产品的跨国企业，但在一个细分领域排名非常靠前。这种情况下可以适当介绍，但是一两句话说明即可，不必长篇幅描述。

9. 组织架构

笔者之前给一些求职者修改简历的时候，组织架构这个信息最让笔者难以理解。

其实，对于一个销售代表来说，汇报对象为地区经理，管理员工数量为0，就这样的信息，并不需要在每段销售代表的工作经历里反复书写。

10. 语言和技能

普通话熟练，熟练操作 Microsoft 办公软件，如 Word、Excel、PPT 等。这句话在简历里，对很多求职者来说，再熟悉不过。

可是任何一个受过高等教育的人，普通话基本都是熟练的。所以这样写一点意义也没有。

办公软件就更是如此，现在还有不会用 Word 的人吗？如果从业者真的对 Excel 和 PPT 特别精通，那也千万不要用这样通用化、大众化的语句来描述。

每当前来修改简历的求职者的简历上出现上面问题的时候，笔者问他们为什么要这么写，从业者的回答都是：简历模板就是这么写的。

没错，简历模板上确实是这样写的，但是从业者要做的并不只是填充模板，而是要思考这样的简历模板中是不是所有的信息都有必要。

细看这些模板，其实很多模板都是沿用 10 年前招聘会现场投递简历的思路。那时候民企希望求职者能提供尽可能多的个人信息，方便存档，所以包括民族、邮编之类的信息都尽力收集完全，但现在已经不是那个时代了，我们对简历的认识也应该随之更新。

尤其是，千万不要用带明线的简历表格模板，因为实在是不美观，如果有一些内容无法对齐，影响美观，可以用暗线，也就是先用实线表格，然后再设置表格为无边框，这样既能保证内容齐整，又不至于有明线而影响美观。

当然，其实上面很多信息是可有可无的，原则上也没有说写了就会扣分。既然是这样，为什么笔者还是建议去掉呢？

因为 HR 的时间很宝贵，一天要接触很多简历，求职者要突出个人过往工作经历和未来职位的匹配度，而不是罗列冗杂而无用的个人信息。如果在简历上写太多无效的信息，那么一个求职者闪光的地方就很容易被忽略掉。

三、简历封面和页数设置

笔者经常在修改简历的时候遇到一个有趣的现象，很多求职者的简历都会附一张封面，上面写着大大的"个人简历"四个字，然后下方写着自己的姓名和联系方式。最后出来的成品就是两张纸，一张是封面，一张是简历。

封面的背景图片不是大海里的扬帆起航，就是秋日下的香山红叶。

那么，对于医药和器械领域的求职者来说，简历到底要不要封面，简历本身是写一页还是两页？这个问题其实并不复杂。

1. 简历到底要不要封面？

简历不需要封面，这是大的原则，原因也很容易理解。

（1）封面上的姓名和电话完全可以放在简历正文里，没必要单独用一张纸来说明。

（2）封面和简历钉在一起，有时候从业者在封面上写了联系方式，简历上就没有重复出现。但是纸版简历在用人公司传来传去，和很多简历混在一起，有时候第一页就掉了，或被误以为是无效信息而丢弃。这样简历页找不到联系方式，想通知候选人来面试都没辙。

（3）大部分人的简历封面的背景图片都是网上下载的，配图也未必好看。

给简历加封面，就好比给北极熊穿棉衣——毫无必要。

2. 简历是写一页还是两页？

有时候笔者在修改简历的时候，把求职者原来五六页的简历压缩在了一页，求职者会问：怎么才一页简历，太少了吧？

于是笔者翻阅他原来的简历，这是从一个招聘网站上填入简历模板信息后导出的简历，充斥着各种无效信息，其中很多就是我们上面提到的那些信息。

其实，从实用的角度来说，简历写一页或两页都可以，具体根据候选人实际情况而定。

大的原则是：能一页说明白的事，就不要啰唆到两页，尤其不要为了凑到两页，把很多无效的信息加到简历中。

以笔者的经验来看，不论是地区经理还是销售代表，医药或器械领域雇主在三个以内的，一般一页简历足够了，当然也不绝对。

很多求职者的简历为什么会令人感觉信息冗杂重复呢？其实很大一部分原因是恨不得把自己优秀的任务完成情况全部写出来。

但是，求职者有没有想过，强调数字没有错，但是通篇只有数字的话，我们只能从单一维度突出自己的能力，即市场开发能力，其他的诸如学术推广能力、执行力、市场分析能力，并不能从中得到体现。尤其是很多药品转器械的求职者，需要突出的不仅是以往优秀的业绩达成情况，更是未来器械领域对求职者所要求的能力。

也就是说，药品领域的求职者需要做的是告诉面试官过去的经历培养了自己某方面的能力，而这方面的能力对于未来从事器械领域也同样重要。

一份简历最可惜的，就是花了大量的时间和精力，但是却在该简洁表达的地方做冗杂陈述，在应该详细叙述的地方一笔带过。

简历的页数从来都不是评价一份简历好坏的标准，如何把握内容的详略是需要求职者静下心来思考的事。

四、简历照片放置规范要求

简历上放不放照片，这个问题是笔者过去做一对一简历修改的时候经常被问到的一个问题。

就国际标准来说，在国外求职简历上，雇主一般建议不要放过多的私人信息在简历中。这里的个人信息指的是照片、性别、年龄、出生年月等。在简历中隐去这些信息是为了避免各种明面上可能潜在的歧视，可以被认为是更职业化的做法。

但是，国内的情况好像并非如此，从业者习惯在简历中体现自己各种各样的信息，包括照片、出生年月、籍贯甚至邮编和通信地址，这里哪些信息需要删除，哪些需要保留，我们之前已经有过讨论。这里主要讨论简历中是否需要放照片这个问题。

先说结论。关于这一点，笔者个人的建议是：

（1）如果从业者的照片是标准的职业照，颜值也很高，那就放照片。

（2）如果照片是生活照，颜值足够高，视情况放。

（3）如果从业者的生活照效果看起来一般，而且非常不职业，不如不放。

可以看得出来，照片是否粘贴在简历中，是从两个维度进行权衡的：是否职业化和颜值是否足够高。

职业照可以放入简历中，生活照看起来一般而且不职业，不建议体现在简历里。相信从业者对这两点并没有太大的疑问。那为什么颜值足够高的生活照要视情况放在简历中呢？原因有三点。

（1）"看脸"本性。雇主对于长相更好的求职者，在其他条件完全一致的情况下，肯定会做出相对更高的评价，这是人的本性，何况作为销售，这点也是加分项。

（2）行业属性。目前在这个行业里，笔者见过的绝大部分求职者的简历照片都并不职业，面试官对于求职者的职业化形象的预期也就没有那么高。如果从业者应聘的是咨询或者投资公司，用同样的照片，面试官可能连简历都不会过目，就直接丢掉了。

（3）招聘方专业度。医药和器械行业很多面试官本身都不太职业化，对一些比较好看的生活照并不排斥。但是如果从业者是应聘财务、合规和市场这类相对来说要求外在形象看起来更职业化的岗位，笔者建议从业者最好不要放生活照，因为这类群体经常需要进行国际交流，对职业化形象的要求会比较高。

其实，从业者与其纠结要不要放照片，不如把自己的时间和精力节省出来，去一些当地的摄影工作室拍一张商务职业照，不仅求职时可以用到，在工作过程中也是加分利器。

能用钱解决的事情，千万不要花时间，何况从业者花费的时间只是在纠结和焦虑上，并没有向问题的解决方案迈进。

这里说的职业照，不是从业者平常看到的很多大学生的蓝底毕业照，而是渐变灰的商务形象照片，从业者可以自己在网上搜索参考具体的样式。

关于简历中个人照片的尺寸，可以适当参考一英寸照片的尺寸：3.5cm×2.5cm，但是并不绝对，因为很多候选人的脸型本身偏圆或者偏尖，或是拍照的时候尺寸有所放大或压缩，可以美观为最终目的，做适当的大小和宽高调整。

关于简历照片放置的方式，建议求职者将图片插入后选择"文字环绕四周型"，这样既可以随意移动图片，又方便设置文字格式的显示设置。

一张职业的商务照片能够给候选人加分不少，对求职者来说也是性价比极高的投资。求职者不妨用商务职业照替换掉原先的普通照片。

五、英文简历的注意事项

很多从业者应聘外企的时候，都在纠结是否要附一封英文简历。

其实，如果是应聘销售岗位，英文简历并不重要。很多外企的地区经理或者大区经理进入行业比较早，英文水平其实未必高。

但是，如果从业者是应聘外企的市场部或者财务部这类和国外交流比较多的职位，笔者则建议求职者最好还是附一份英文简历。

英文简历在书写的时候，并不是单纯从中文翻译过来，而是要遵循它自己的规则。

（1）一些个体化的信息，比如住址、政治面貌、籍贯户口和身高等，如果说在中文版的简历里是可有可无的信息的话，那么在英文简历里可以说是毫无存在的必要。

（2）既然是英文简历，尽量别用宋体字体，因为看起来可能会有点怪怪的。建议可以尝试 Times New Roman 字体，实在没有也可以用 Arial 字体。

（3）很多人把工作经历活活写成了人生自传，在英文简历里，动不动"I"（我）作为每一段工作经历的开头。职业化的英文简历中，每一段工作描述，都应该是用动词或者动词性短语开头，而且一定是过去式，每行第一个单词的首字母要大写，如"Took charge of/In charge of the ..."。

（4）证书最好在写缩写的时候加上全称，比如说有的求职者写考取了 BEC，但是很多面试官可能未必知道什么是 BEC。合适的方式应该是 BEC（BUSINESS ENGLISH CERTIFICATE），然后加上从业者考取的对应级别。

（5）日期书写要尽力避免歧义的产生。比如，2018 年 5 月 8 日，最好写成 8th May，2018 或 8 May，2018（英式），也可以写成 May 8th，2018 或 May 8，2018（美式）。有的候选人习惯写成 08/05/18，就容易造成混淆，有人认为是 5 月 8 日，有人可能认为是 8 月 5 日。

（6）所有标点请用英文的半角格式，逗号后面加空格，句末用句点（.）而不是句号（。）。

除以上几点以外，在英文简历的书写上，还有很多需要注意和留心的地方，有意识地避开这些细节坑，才能让面试官觉得求职者专业。

六、求职邮件的注意事项

说了这么多关于简历修改的原则和技巧，不知道求职者有没有想过一个问题，其实 HR 第一次接触求职者，未必是通过从业者的简历，而很可能是通过从业者的求职邮件。从另一个角度来说，求职邮件的正文就是从业者的第一份"个人简历"。

1. 求职邮件标题和简历文件名

首先谈求职邮件的标题和简历文件名的命名。

很多求职者求职邮件的标题和简历的文件名写得非常随意，不少简历的文件名就是"个人简历"4 个大字，HR 下载简历之后，从文件名上看不出求职者想应聘哪个城市的哪个产品组，还要打开简历文件去寻找，这样一方面增加了 HR 的工作负担，从而影响了

HR 对从业者的第一印象；另一方面也容易导致信息遗漏，让求职者的简历石沉大海。

求职邮件的标题和简历的文件名都应该按照应聘公司—职位—地点—姓名的顺序书写，这样既清晰明了，又能突出重点。

2. 求职邮件正文的书写

求职邮件的正文写不写，怎么写？不同的投递渠道，需要有针对性地来分析。

（1）员工内部推荐

如果从业者是通过朋友的内部推荐，从业者的邮件正文可以忽略不写，因为推荐人在转发简历的时候一般都会统一将简历下载后，打包发给对应企业的招聘负责人，从业者原先写的邮件正文一般不会被粘贴进新的打包邮件里。

（2）自己直接投递给用人公司

毫无疑问，邮件的正文肯定要写，空空的正文或充满敷衍的正文不能让 HR 感受到求职者的真诚和强烈的意愿，更重要的是，我们的优势以及跟岗位的匹配度没有完全体现出来。

那么，求职邮件正文应该怎么写呢？在过去，笔者见过的大部分邮件正文都是这样的：

- 您好，简历在附件中，请阅览。
- 您好，通过公众号"×××"获悉贵公司上海××产品组销售经理空缺，申请应聘，谢谢！
- 您好，我在××公司从业 8 年，有丰富的管理经验和市场开发经验，希望应聘贵公司上海地区经理职位，谢谢！

这些正文不能说错，只能说明不走心！那么，走心邮件的正文应该如何书写呢？

首先，我们来确定求职邮件正文的两个原则，也就是正文内容的专属化定制感，以及突出自身优势和岗位的匹配度。

笔者简单用一个实际的招聘启事来举个例子：

某公司 某事业部

招聘职位：销售代表

工作地点：青岛

岗位要求：1.本科以上学历；2.一年及以上工作经验；3.既往业绩优秀，勇于接受挑战，有丰富的大客户管理经验及区域管理经验。

拿到一个招聘启事，我们首先分析岗位要求传递出来的软硬条件。

硬性条件是：学历、工作年限。软性条件是：业绩完成情况、勇于接受挑战、大客户管理能力、区域管理能力。

综合以上这个招聘启事，笔者给从业者做个示范。

Dear HR（尊敬的人力资源管理人员），

您好，我叫Calvin，目前就职于波士顿科学担任高级销售代表一职，通过公众号"×××"渠道看到贵公司在青岛有销售代表招聘需求，希望应聘该职位，综合我过去几年的工作经验，我认为我与该岗位较为匹配。

既往业绩优秀：我2010年本科毕业于北京×××大学，至今已经有7年工作经验，其间主要负责介入类外科耗材的经销商管理和区域销售工作，平均年指标完成率达105%，平均年销售增长率达到23%，其间曾两次获大中华区TOP SALES荣誉。

客户和区域管理能力强：在以往的工作中，我主要负责的区域包含青岛、烟台、潍坊等多个地级市，覆盖 23 家三级甲等医院，其间培养了较强的大客户管理能力和区域管理经验，能根据增长潜力，为区域制定针对性的市场方案，并对区域经销商进行有效管理。

勇于承担，勇于挑战：在区域生意遇到瓶颈的时候，能根据市场表现分析市场现状及生意潜力预估，有效抵御竞争对手的冲击，完成并超越销售指标，抗压能力及市场分析能力强。

综上，希望能得到您的面试机会，简历请见附件，非常感谢！

Calvin

TEL：189-××××-××××

在这份求职邮件的正文里，可以很明显看出来，这些描述是根据招聘需求而准备的，从而让对方感觉到求职者对其公司很重视，此份求职信是专门为对方公司的招聘岗位定制的。

当然，因为不同的公司要求不一样，正文中体现的内容也不一样，每一封邮件求职信都应当有所不同，而不应该像车间流水线作业那样批量复制。

仔细分析招聘需求，从需求本身出发，为岗位量身定制能突出自己过往优势的求职简历，这对求职者来说是值得花时间的事。

第四章

求职面试
培训指南

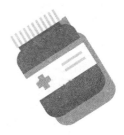

一、面试失败常见原因

笔者以前经常跟很多求职者说，面试最大的潜规则就是几乎所有面试都是有技巧的。面试过程中的 30 分钟，考察的不仅是候选人的工作能力，更是面试能力。

很多人平常工作能力很强，但是却无法在面试中展示出来，导致优质的工作机会白白浪费。

尤其是在日常工作中，求职者能与陌生客户很好地沟通，达成甚至超越指标，市场开发能力出彩。这样的能力如果不能在面试时表现出来，就太可惜了。

同样，对于面试问题的回答也不应该是零零散散、平铺直叙、把零乱的信息无序地放在一起，而应该有逻辑地去回答每一个问题，从自己的经历出发，引申到与岗位的匹配度。

医疗行业的面试，从流程来说，分为以下几轮：人力资源部门面试、地区经理面试、大区经理面试、销售总监面试、人力资源部门谈薪水。部分公司的顺序会有调整，也会根据实际情况增减。

如果面试之后，3～5 个工作日还没有得到消息，有可能是被拒绝了，有可能是对方还有其他求职者，想一起面试完再做决定。

这时候，一方面求职者可以跟人力资源部门和猎头询问面试的进展情况，另一方面也不要被动等待，抓紧应聘其他公司的职位。

面试后被拒绝，多是因为以下的原因。

1. 没有原因

很多面试官拒绝一个人真的没有什么特别原因，可能就是单纯的气场不合，感觉聊不到一起。这种情况十分常见。

2. 临时起意

比如，有的面试官，刚开始想要一个能出差、皮实、抗打击的男性，面试进行到一半又改变了主意，想要一个亲和力强的女性，很多面试没能成功也就是自然而然的事情。

3. 薪资情况

面试中，面试官会询问面试者对于薪资的要求，很多人报太高，让面试官一下失去了兴趣。毕竟，如果有两个背景差不多，能力也不相上下的候选人，面试官没必要为了其中一个去做特殊的申请。

4. 相貌

一些面试官会以貌取人。爱美是人的天性，所以面试前精心打扮还是有必要的。

5. 着装

面试的标准着装应该是正装或者商务休闲装，由于面试当天可能还在拜访客户，基本上商务休闲装就可以。商务休闲不是"休闲"，T恤衫要有领。牛仔裤和运动鞋并不是很好的面试着装。笔者身边就有因为候选人穿着随意而拒绝候选人的面试官，毕竟面试官可能会根据从业者面试的着装判断从业者拜访客户时的着装。

6. 能力考核

笔者辅导过的很多求职者有很优秀的背景,但是在面试回答问题的时候却不能展现出自己的能力。"仅仅回答问题"和"通过回答问题突出优势"是两个完全不同的概念。

回到我们开始的问题:"面试聊得好,但最后却没有通过,原因何在?"

笔者不建议求职者去深究这个问题。因为"深究"的基础是我们可以在"真实"的情况下改进方法,同时求职者的方法改进可以为自己未来的行动提供极大的帮助。

(1)"真实"其实"未必真实"

求职者得到的信息都是被面试官过滤后传递给从业者的,就像前文所述的很多原因,很多公司甚至都不会告诉拒绝求职者的真实理由。

比如面试官面试到一半,突然想招个女性,那男性求职者就失去了机会。但是面试官是不会说这种理由的,顶多回复一句"匹配度欠佳"。

(2)"普遍"其实"未必普遍"

比如,一位求职者说了一段经历,A 面试官依据经历,可能会觉得这位求职者的区域管理能力弱,但是同样这段话,求职者原封不动地讲给 B 面试官听,可能 B 面试官得出的结论是:这位求职者的区域管理能力很强。

也就是说,主观性的评价不足以构成"普遍"的衡量标准。如果我们一直纠结于 A 面试官对自己的负面评价,反而会影响自己未来的发挥。

面试前后，最切实可行的做法是对照上面几点，把自己能改变的地方做到最好。剩下自己左右不了的主观因素，不用过多担心——因为担心也改变不了现状。

别忘了，面试本身就是气场和能力双重匹配的考核。

当我们展现自身的能力之后，面试官的评价如何是我们无法决定的。但最起码，我们在准备面试的时候应该问自己："我只是回答了面试官的这个问题，还是通过回答这个问题，有逻辑地突出了自己的能力。"

二、压力面试应对技巧

压力面试是一种十分常见的面试方式。

面试官有时会有意地给候选人施压，希望考察求职者在较大压力下的应对能力，这对求职者也提出了更高的要求。

如何解决压力面试？这个问题未免有点儿太过于宽泛，我们现在把问题拆分，对问题进行梳理和解决。

顺着这个思路，首先我们来了解一下，究竟什么是"压力面试"。

求职者在面试中遇到的问题，无非分两种情况：客观型问题和主观型问题。

1. 客观型问题

顾名思义，客观型问题就是涉及工作中比较客观方面的问题，比如说负责区域、客户数量、销量指标完成等。这一类问题，结果是确定的。如果求职者在这方面感觉到压力，更多的是因为在回答某些细节时有顾虑。比如：

（1）目前负责小医院，销量不多，未来做的是核心市场，销量举足轻重，如果面试官问到当前区域情况或销量情况怎么办？

（2）在上一家公司工作的时候，销量完成得不是很理想，如果被问到指标完成情况，会不会被质疑能力有问题？

遇到这样的问题，自己应该在表明客观真实情况的同时，适当运用技巧，将对方的注意力从自己并不完全匹配或者理想的结果中，引导到过去的努力和所取得的成就上。

2. 主观型问题

这类问题的答案不是固定的，需要求职者运用清晰的逻辑将过去的经历串联起来。在这个维度里，如果求职者对一些问题感觉难以回答，一般是因为没有清晰的逻辑，也没有一条主线将所有答案连接起来。如果这样的话，求职者会感觉到自己的回答比较零散，说着说着自己也感觉很啰唆，而且没有重点，说完了也不知道自己想给面试官传递什么信息。所以，对于这类问题，很重要的一点就是注重逻辑思维。在无差别的工作属性中，通过清晰的逻辑，把自己的优势传递给面试官，让他认为我们跟应聘的岗位是匹配的，这很重要。

比如说，当面试官问求职者过去做的是药品方面的工作，怎么看待自己现在应聘器械公司的竞争力？

这个问题，求职者就可以从自己过去的经历出发，引申到岗位需要的不仅仅是经历的匹配，同时也是能力的匹配。这样一来，求职者就可以在能力的维度跟面试官进行沟通。

压力面试，最重要的是学会在回答问题的时候，把对方的关注点引导到从业者的优势上。

切记，不要因为担心回答得不好，便支支吾吾地企图绕开对方的问题，同时不要作假。

如果求职者觉得自己没有优势，那是对自己的职业经历挖掘得还不够深入，或者说，不知道如何将自己的优势表达出来。

所以，如何在真实的基础上，通过逻辑的转化，突出自己的能力，是从业者需要仔细考虑的关键问题。一个个具体的问题，通过逻辑的转化，从过去的经历引申到对未来工作的匹配，求职者原先觉得很难克服的压力自然也就被巧妙化解了。

三、学术推广能力的表达技巧

不论是在药品领域还是在器械行业，公司对于一线销售代表的"学术推广能力"越来越重视。

那么，如何在面试中让面试官感觉到自己在看不见摸不着的学术推广能力上确实很强呢？我过去做一对面试培训的时候，经常被问到这个问题。

在解决这个问题之前，让我们先来界定什么叫作"学术推广"。

我问过很多以前的从业者，尤其是内资企业的从业者，对于学术推广的定义怎么看。很多人认为，学术推广就是外企目前在做的工作，但具体是什么，从业者的回答五花八门。有的人说是办会，通过会议进行推广；有人说是不带费用做销售，没有回扣就是学术推广；也有人说是教育医生，使其转换产品的观念。

在笔者看来，从业者在区域市场内做的所有正常的市场行为，尤其是涉及产品信息传递的，其实都是学术推广行为。

针对面试这样的场合，突出"学术推广能力"是将日常行为的表述职业化，也就是使用职业化的语言，专注产品进行描述。比如说，针对目前行业内比较常见的夜访这一行为。如果一位求职者把这项行为表述为：提着水果给客户吃，搞好跟客户的关系，了解科室情况，帮助提升销量。这种行为就变成了单纯加深客户感情的行为，并不能纳入学术推广的范畴。如果这位求职者换一种表述方式：经过对客户前期的了解，发现客户工作时间较忙，而每周三晚上有较多的空余时间，所以调整了拜访计划，每周三晚对目标客户进行夜访，在更轻松的环境和相对充裕的时间内，与客户进行一对一深入沟通，传递产品优势，转换客户对于产品的使用观念，促进客户处方或器械使用习惯的转变。这就变成学术推广了。

同一件事从不同的角度进行描述，表达出来的感觉以及传递的观点完全不一样。

这就是笔者经常说的，所有面试问题的回答都是有技巧的。很多时候，不是从业者没有经验，而是不知道如何表达出来。

这里举的是销售代表的例子，对于地区经理面试，如何打造学术型推广团队，思路也是一样，这里就不再赘述。

要表达学术推广能力，既要从自己过去的行为入手，也要学会有侧重地引导面试官关注自己的能力，提前反复演练自己的经历，尤其是有意识地跟未来的岗位连接起来，最终完成学术推广能力在面试过程中的突出展现。

四、面试常见问题回答集锦

在求职面试的过程中，我们发现，经常会有一些问题被反复提及。作为求职者，应该提前将一些比较常见的问题根据自己的经历，进行有针对性的准备。只有这样，求职者才能在面试过程中游刃有余地应对来自面试官的挑战。

1. 经典问题一：如何看待现在的行业形势？

随着医疗反腐的加深和外部政策的变化，各家公司内部的审核也越来越严。

面试的时候，很多面试官会问候选人，如何看待目前医疗领域的行业形势？

笔者过去做一对一面试培训的时候，有很多从业者提出了这个问题，其中还有不少是地区经理。

哪怕是工作多年的人，面对这样的问题，依然感觉无从下手。

现在我们来具体探讨候选人在面对这个问题时应如何更加轻松自如地应对。

首先，我们来分析，目前的行业形势到底指的是什么？

谈到这一点，很多人的第一反应就是：行业形势严峻，利润受到压缩，产品进入国家带量采购的名单，公司内部的审核更加严格。

这样的认识没错，但是深度不够。同样一件事，排除对错之分，如果求职者认识到的和我们能预料到其他人也会说的几乎一样，那么求职者就需要进一步做思维上的挖掘和认知上的提高。

既然是形势，一定是两方面的内容：一方面是围绕行业本身作分析，还有一个是这样的环境给行业带来的影响。所以，我们在思考问题的时候，一定要全面、系统地思考，挖出深层次的根源，并浅显地表述出来。

从挑战的方面来说，产品进入国家带量采购的名单，意味着不少公司确实要对团队进行整合和调整；公司内部审核力度加大，意味着很多企业如果还是和过去一样，不思改变，仍然依靠旧的市场营销方式来耕耘市场，注定要面临销量的缩减，甚至法律的挑战。

从积极的方面来看，目前的行业政策、企业内部合规的收紧，也在帮助行业变得更加规范和阳光，这是利国利民的好事情，只是在于如何把握方向，循序渐进。在这个过程中，保持相对科学的姿态，而不是一味地一刀切，这才是问题的关键。

其次，我们需要清楚，这样的行业形势对医药和器械从业者的影响在哪里。

医疗行业各大企业，尤其是很多外资制药企业，陆续传出裁员消息，导致现在从业者一谈医药行业，就少不了把它跟裁员挂钩。

但是，换位思考，求职者来参加面试，肯定不希望整个面试的主旋律是负面地对裁员进行探讨和交流。

面试官面对两个候选人，和其中一位求职者沟通时，整个面试的主旋律都是积极正向的。这个求职者表现的是，在这样的环境下，自己每天依然勤奋拼搏，做好自己的事情。而另一个求职者，则是过度地负面解读行业的现状和发展，相信面试官会优先考虑心态和行动积极向上的求职者。

所以，针对行业形势对于从业者的影响，我们要有客观分析，但保证主旋律要积极，也就是笔者在一对一面试培训时经常跟从业者提到的主线逻辑。

我们不能因为一个面试问题本身负面的性质，就给出过多负面的回馈。尤其是，求职者可以在回答中适当讲一讲在这样的情况下，求职者对自己的定位。

什么叫作"对自己的定位"呢？比如说，人们所说的行业形势会深刻影响行业里的每一个人。这种说法是对的，但也是错的。

有影响是肯定的。但是，这种影响有很多自媒体宣扬的那么大吗？从业者仔细想想，就知道并不是这样。A省执行了两票制，坦率地说，这并不会对 B 省有很大影响。负责 B 省区域市场的员工，最重要的事情依然是每天做好自己的工作。除非政策今天确实已经覆盖到自己所在的区域，否则自己该做的工作还是要做，不仅要做，而且要做好。

对于企业高管来说，他们也是同样的想法。他们不希望公司内某一个区域产生了变化，其他区域的员工也跟着人心惶惶。

很多工作是一线销售本来就应该做好的。毕竟在一定时间内，不少区域性的政策变动对很多并未波及的销售来说其实并没有太大的影响。

顺着这个思路，最后整合语言，给出有深度、接地气，又能让面试官放心的见解和认识。

这样看似简单问题的回答，如果我们既需要让对方觉得我们的思考有深度，又要考虑企业方对这个问题希望考察的点，同时传递我们自己的优势，是需要背后做大量思考的，而不是简单的一句话去应对。

与其说面试是工作能力的考量，不如说是思维的博弈，而在思维和逻辑的训练上，求职者可以平时有意识地去进行。

2. 经典问题二：跟竞争对手的产品特性差不多，对方竞品资源比自己多，怎么办？

医疗行业现在有不少产品之间的竞争已经到了白热化的程度，很多面试官都希望了解一线销售如何在这种激烈的竞争中建立个人优势。

一个比较典型的问题是，如果求职者和他人的竞争产品在产品特性上差不多，但竞品投入的资源更多，怎么办？

笔者面对这个问题，首先思考的不是如何回答，而是逆向思考：

我该怎样通过这个问题突出自己的优势？

通过回答问题突出跟岗位的匹配度，往往比回答问题本身更重要。或者说，这才是回答问题的最终目的。

为了给从业者做示范，笔者在这里随机围绕两点来展开叙述，从业者也可以选取其他的点进行阐述。

笔者选取的两点分别是：学术推广能力和对大客户的资源整合能力。

弄清了想突出什么能力，我们就可以去追溯过往工作中的经历来论述。比如，可以尝试着这样回答：

就您刚才提出的问题，我是这样看的。

第一，您提出我们的产品和竞品的疗效都差不多，说明差异度较小，但是并不代表完全没有。所以我会根据产品在某一个细分环节上的差异，寻找最符合这个产品特性的患者，借此打开学术沟通的突破口，用学术的观点影响客户下处方。尤其是在现在的医疗环境下，如果我们自己都不深挖产品学术中微小的差异，那么等于是我们自己主动同质化了自己的产品。

第二，如果说这样的差异在目标客户心中不足以引发处方或者手术习惯的改变，我会在学术基础上，辅助利用跟客户加深感情的方法，找到在短期内最有可能通过"感情牌"搞定的客户，根据客户需求做出有针对性的解决方案，然后设置时间节点，定期回顾资源投入的有效性，并做出持续投入还是调整目标客户的决定。不以客情为先，但也不放弃使用客情。

第三，我会和直属经理保持顺畅的沟通，听听经理对于目前状况的建议，并请求适当的协访，同时寻找机会，请自己的忠实客户对目标客户的观念进行侧面的影响。如果确实难度较大，我会调整开发梯队，把这个目标客户的梯队后移到第二梯队，先开发能最快起量的客户。因为我是一名销售，要对结果负起责任。

坦白地讲，在您提到的情况下，我并不能保证我的每一种方式或者三种方式结合起来能够百分百改变现状，但是我能保证的是我不会放弃努力，也不会放弃尝试。这是我的想法，感谢您的提问。

通过这个回答，我不仅强化了学术推广在市场的应用，同时还表明了在面对一些大客户或者难以突破的客户的时候，我是如何整合公司内部直属经理以及自身的资源进行开发的。

在最后收尾时，坦白承认可能遭遇的挫折，并表达自己对于工作瓶颈不放弃的尝试，把姿态放低一些，往往会让面试官更放心，因为他会觉得求职者是一个实在的人。

不要自信到狂傲，也不要谦虚到自卑。

其实，在做一对一面试培训的时候，笔者也经常跟求职者讲，笔者不建议求职者去背面试问题的答案，因为即使背下来 100 个问题的答案，面试时依然有可能会遇到没有见过的问题。

面试最重要的是掌握逻辑，把逻辑融入面试的问题和答案中，紧紧围绕岗位来谈自己，这样求职者对于职位的匹配度就能有效突出！

3. 经典问题三：药品行业转器械行业，接手新区域，如何快速开展工作？

药品行业转器械行业的时候，不少求职者经常会被面试官问到一个问题：

你以前是在药品领域工作，现在转型做器械，如果加入我们公司，你会如何开展工作？

笔者在给很多求职者做面试培训的时候，求职者对这个问题的回答基本上都是：找出客户的需求，然后匹配相关的资源，最后进行客户的跟进……然后适当展开叙述。

这个答案本身没有错，但是存在以下两个明显的问题。

（1）忽略了问题中最重要的行业属性

"转到器械"这个特殊的属性，在从业者的回答里并没有体现。

从药品行业到器械行业，最大的不同在于后者有了经销商的参与，不管经销商在实际中只是担任配送的角色，还是说会完成部分客户的初步拜访和新产品的推广工作。

工作中，尤其是对器械的销售从业者来说，当他们刚刚接手一个新市场的时候，经销商一般情况下都会比新入职的销售更加了解市场和当地的客户，尤其是一些当地大客户。所以这时候，在新的销售人员或销售经理对产品和区域都陌生的时候，他们与经销商对当地市场，尤其是 KA（重要客户）市场的深入沟通，还有对客户需求以及历史合作记录的沟通，是非常有必要的。

当然，部分区域的经销商只担任送货角色，多数时候并非是因为厂家对经销商的要求太低。同样，现实中，确实也会有经销商只能叫出市场客户的名字，却不督促客户使用自己产品的情况。

究其原因，要么是对应产品的利润无法吸引经销商，所以经销商把人力放在高利润的产品上；要么就是经销商本来就对区域客户没有把控力，只是因为跟厂家有关系，所以获得了产品在区域的经销授权，这才因此出现了我们刚才提到的，部分经销商只负责送货，却对客户不作深入沟通的情况。

当然，在面试过程中，求职者无须深入到这样的地步去考虑，也无须分类列举经销商不作为时自己的应对策略。理由如下：

①面试官没有问，没有必要给自己制造一个新的面试问题；

②对于这个问题，大部分药品领域的求职者其实只能阐述皮毛，是很难说全面的。既然如此，不要给自己设置障碍。

也就是说，接手新区域，经销商未必能成为从业者的有力武器，但绝对是可以利用的工具。

（2）回答没有转移到自己的优势上

很多求职者以为一谈到优势，就是自己有而别人没有的东西。其实并非如此，医药和器械行业是很传统的行业，不像媒体公关行业，但总会有一些创意迸发出来。

面试中求职者对于问题的分析能力和逻辑表达能力，本身也是一种优势。所以，药品转器械这个问题涉及两个方面：变（药品转器械）和不变（提升产品销量的方法是不变的）。关于变的阐述在上面第一条已经说明，那么，阐述不变的方面在面试过程中的实际意义是什么呢？

从业者需要做的，是通过这个问题的答案告诉面试官，虽然自己现在在面临职业转型，但是过去提升产品销量的方式和思路都是可以迁移到未来工作中的，也就是笔者之前提到的：在变化的职场转型中突出自己的可迁移部分。

这样一来，求职者在下次遇到面试官询问类似问题的时候，就可以总结出自己的答案。

结合变化之后的新岗位角色，把自己以往的职业经历和市场思路的延续性和可迁移性表达出来，突出快速进入新角色的适应能力，这些才是面试官想看到的。

4. 经典问题四：如何看待经销商管理？

在面试的时候，很多面试官会问：以往的职业背景是药品公司，如果加入器械公司，涉及经销商管理这个问题，你怎么看待或者处理？

现在，笔者会跟求职者一起详细分析，这个问题应该从哪些角度入手回答更合适。

（1）经销商"管理"，还是经销商"合作"？

正如笔者在前面说的，"经销商管理"其实是一个伪概念。器械领域中，尤其是高值耗材公司或者类似飞利浦、西门子这样价值高的设备公司，它们的经销商老板动辄是千万身家。在这种情况下，一个年收入20多万元的销售代表妄谈对他们的管理，似乎有些滑稽。

没有经销商管理经验的求职者可以在面试过程中把经销商管理转化为与经销商的合作，着重突出二者之间利益的共同点，即面对客户时立场的一致性，而不是去突出类似"甲方—乙方"或者"上司—下属"的概念。

因为管理的本质依然是合作，合作得好，无形之中就实现了软性管理，这是比依靠职级进行管理更有含金量，更能体现能力。

（2）经销商和厂家的角色定位

和经销商合作需要思考双方的角色定位是什么，然后找准自己的位置，进行优势互补，资源互换，这样才能有序开发客户和有效管理区域市场。

很多经销商都把自己定位为服务型助手，这里的服务包括产品配送和后期维护，然后把厂家定位成学术推广的主力军。

双方能否成功合作，首先取决于双方是否能够做好本职工作。就像一个地区经理，如果不能严格要求自己，却要求团队成员做好连自己都做不好的事情，他怎么能够服众？

所以，在合作的过程中，经销商的送货和客户的维护要及时，厂家的学术观点要传递到位，相关学术活动也要有计划、有策略地跟上。

（3）更高要求：角色升华

就像一个经理管理下属，总是要求下属不断超越目前的工作状态，实现更高层次的跨越一样，经销商的管理也是一样。

很多经销商把自己的定位放在服务型合作伙伴上，并且习以为常。但是求职者要知道，这只是因为绝大多数经销商只能做到这一点，这并不是厂家对经销商的终极要求，相反，这只是初级要求。

换句话说，任何一个经销商，初级的水平都是服务型的。

经销商管理得好与不好，不在于他们是否把自己手头的工作完成得很好，毕竟这是他们应该做到的，而在于求职者能否帮助经销商向深层次的合作伙伴转型，即从服务型到学术型的纵向升级。

评价一个经销商工作好坏的标准，有以下几个方面。

①初级标准：配送及维护是否及时、和客户关系是否紧密、非临床渠道是否畅通无阻、是否有解决非临床渠道问题的能力。

②中级标准：能否在合作的基础上，拥有独立于厂家进行产品学术推广的能力。比如，对客户进行学术拜访、对产品进行学术介绍和答疑、独立召开区域科室会，等等。

③高级标准：根据对厂家策略和资源的了解，制订本地化的销售策略，同时有针对性地进行投入，并保证最大化的资源投入产出比，比如制订全年学术合作计划。

可惜的是，目前很多经销商对于产品的了解都只停留在知晓产品型号和价格这个初级的阶段。也就是说，很多经销商对自己的要求非常低，这也是我们进行经销商管理的原因所在。经销商对自己的要求不高，不代表作为厂家不需要对其提出更高的要求，更何况，很多经销商连初级阶段都达不到，只会送货，客户都不认识几个，更谈不上进医院销售的能力了。

所以，回答"如何看待经销商管理"这个问题的几个维度就基本清晰了：明确关系，求同存异；找准定位，做好本职；管理期望，角色升华。

在这个主线里渗透进去各维度所需要的能力，转化为岗位的需求，基本上和我们之前提到的逻辑主线是一致的，也就是不断强化并且突出自身对于岗位的匹配度。

最后，笔者想说的是，在面试中，拉开求职者差距的并不是过往的经历。同样都是药品领域的求职者，如何通过思维的训练或者技巧清晰地表达出自己的优势，才是我们在面试准备中需要着重下功夫思考的。

5. 经典问题五：为什么想从药品转器械？

从人才流动大的趋势来说，从药品领域到器械领域的流动，相对来说已经很成熟了。

笔者一对一面试培训的销售代表，因为有药品背景，所以去面试器械公司的时候经常被问到：为什么选择从药品转到器械？

这个问题看起来好回答，却又很难回答好。

说这个问题好回答，是因为答案显而易见，因为现在很多有药品背景的从业者都在从药品转向器械。但是，想要有条理地把这个问题回答好，其实不太容易。

毕竟，一个求职者的答案总不能简单到：现在很多从业者都在转到器械，而且我觉得做器械比做药品要好，所以我也转型。

能问出这样问题的面试官，如果不是喜欢打官腔，就是希望面试者的回答能从长远的职业规划角度来说服他，求职者所做的决定不是一时兴起，也不是随波逐流，是有自己想法的。

所以，这个问题考察的不是日常工作能力，而是面试能力。具体来说，是面试中的语言组织、表达和逻辑思维能力。

不论对方是出于上述哪种考虑，我们都得分析问题，然后认真作答。

从药品转型到器械领域，涉及"药品领域的瓶颈"和"器械领域的前景"两个方面。

正如笔者在前面所讲的，我们在面试时，要从消极的方面尽量转到积极的方面，也就是说，突出器械与药品相比的未来前景，而非药品与器械相比的局限性。因为如果药品行业背景的求职者过多地否定药品领域，也就是否定自己过去的背景和经历。

另外，器械领域未来更好的发展前景，具体应该如何体现在哪些方面呢？

在这里，笔者准备了几个方向，供从业者根据自己的情况筛选。

（1）从职业规划角度考虑

在未来一段时间内，器械领域相比药品领域，潜在的发展机会较多，这样带给自己的职业保鲜期也会更长，做出这样的选择是从长远的职业发展角度来考虑的。

（2）从能力培养角度考虑

器械领域与药品领域在进行客户管理时有一定的相似性，但是器械领域未来能够涉及经销商的管理，自己希望在未来加强这方面能力的培养，从而丰富自己的职业能力模型，同时利用这样的能力模型为公司创造更多的价值，并在这个过程中完成个人职业价值的升华。

上面提到的两点都是在遵循我们之前一直反复强调的底层逻辑，也就是结合自己的经历有效突出自己的个人能力，并且落脚在跟职业的匹配上。

除此以外，从业者还可以从其他角度，比如个人职业的危机管理、职业宽度和长度等方面来展开回答。

6. 经典问题六：药品转器械，但没有器械方面的经验，怎么办？

在面试的时候，针对过去职业背景单纯是药品领域的求职者，很多器械公司的面试官都喜欢问的一个问题是：

你过去的从业经历都是集中在药品领域，并没有器械领域的从业经验，怎么看待这个问题？

这时候，很多求职者脑子一懵，感觉被人抓住了自己的弱项，本来想着要突出自己的优势，但是说到最后，支支吾吾，自己感觉讲出来的理由都很牵强。

其实，针对这一类"客观经历处于劣势"的问题，回答时可把握三个原则：

（1）不否认过去的经历，因为每一段工作经历都有存在的价值，否定自己的经历就是在否定自己的过去。

（2）不强化面试官对于自己缺失器械领域工作经历的印象。千万不要为了体现自己的谦虚，反复强调自己在这方面确实有缺失。求职者是通过传递自己能力优势获得对方认可的，而不是通过表示谦虚拿到录用通知的。

（3）将面试官的关注点从"无"转移到"有"，即从没有器械领域工作经历，转移到具备在器械领域工作所需要的能力上来。

了解了大体的原则，我们来对问题进行分析。器械领域的工作经验，我们可以大致拆分为两个部分：直面客户的经历和经销商管理的经历。

（1）从直面客户的经历来说

器械和药品领域从工作属性来讲，基本上是没有任何本质上的差异的。只是说很多器械，尤其是高值耗材和设备，因其产品价格较高，在很多医院，只有一些级别高、资历深的大客户才有品牌的选择权，所以这类产品的销售团队会在大客户方面投入更多的关注。

同时，销售和客户合作的形式，不论是药品领域还是器械领域，不都包含日常拜访、会议资源的投入，以及为客户提供一些讲课的机会吗？

服务非临床客户的思路也是类似的。

所以，对"没有器械工作经验"这句话，我们不能笼统地进行理解。经过我们这样细致的拆分，从业者是不是发现，其实大部分的工作经历我们都有？

（2）再谈经销商管理经历

笔者从来不认为器械经销商和销售的关系是管理和被管理的关系，而是相互合作关系，对很多高值耗材和设备的经销商来说，尤其如此。

毕竟，一个每年赚二三十万元的一线销售代表，天天谈管理一个年薪好几百万元，甚至上千万元的经销商老板，现实吗？如果非要说管理，顶多也就是管理小规模的经销商或者大规模经销商的代表、业务经理罢了。

其实，不论是合作还是管理，本质上都是业务伙伴关系，在直面客户这一层面上是在一个战线上的。那么，这里的经销商管理需要什么能力呢？

很多人说：经销商管理能力。这个说法简单直接，但是太抽象。

当我们聚焦经销商管理能力之后，就会发现，管理和合作能够顺利，本质上需要的是沟通能力。一些纯药品行业背景的求职者可以在面试过程中将过去工作经历中的沟通能力迁移到未来工作上。

这样下来，这个问题的回答思路是不是还是锁定在上面我们所说的三点原则里面？

笔者经常在做一对一面试培训时强调，对于求职者来说，自己缺失的部分已经是无法改变的客观事实，不要焦虑，也不要把注意力只放在这里。

与其关注自己"没有什么"，不如仔细去挖掘自己有什么优势，以及具备的优势能否匹配自己想去应聘的岗位。

7. 经典问题七：为什么要选择离开这家公司？

在面试中，离职原因这个问题被称为"送命题"，如果其他面试的问题答不好，充其量只是某一方面能力没有体现出来，但是如果这个问题答不好，就很可能直接失去机会。

这里跟大家分享一下，哪两类离职原因一定要慎重回答。

（1）主观负面型

每个人离职都是因为工作岗位有很多负面的情况，这是正常的，但是放在面试这个场合，对前工作岗位的负面表达会很不好。

比如说，一个求职者提到自己的地区经理处处针对他，就是负面的，同时也是主观的。面试官可能会想，为什么这个地区经理不针对别的人，是不是这位求职者自己也有问题。

还有的求职者离职给出的原因是公司管理层经常变动，公司人心惶惶，所以自己选择了离职，但是"公司人心惶惶"是求职者的主观感觉，而且"公司人心惶惶"和从业者离职之间并没有必然联系。毕竟，作为一线销售，最重要的是把手头的工作做好，而不是关心高层的人事变动。

最后，针对这些问题，即便求职者举出各种例子来试图证明他观点的合理性，也会导致他和面试官的交流始终是在一种负面的氛围里进行。

另一方面，在求职者给出的这些理由中，难免有一些是求职者认为不合理的，但是管理层却认为是合理的行为。

（2）客观负面型

客观负面型，指的是无法改变的负面客观情况。

比如说，从业者的区域指标过高，或者由于前任压货走人，导致今年指标虚高，无法完成，等等，这些都是客观负面型的离职原因。

销售的天职就是在各种情况下都能完成销售指标，这点到哪里都不会变。但在医疗行业，很多时候指标能否达成，不是个人通过努力一定能改变的。

但是，换位思考，谁都不能保证求职者应聘的这个岗位未来有没有意外情况出现，如果求职者的表达让面试官感觉到他是一个遇到困难就想避开的人，那么面试官难免不会联想到：如果现在的岗位有什么风吹草动可能会影响销量，眼前这位求职者会不会第一时间就想要溜之大吉？

所以，离职原因是一个回答禁忌非常明显的问题。这里笔者只是以其中的两种类型来举例，求职者可以对照自己过往面试的经历，看看是不是也不小心触碰了红线。

笔者给求职者分享一个回答离职原因的思路：每位求职者可能有很多离职原因，自己需要做的，不是把所有离职原因都逐一告诉面试官，而是从中选择一个真实且合理的原因进行表达和阐述。

与此同时，不要过多地否定过去的公司、背景和经历，因为否定过去从某种程度上也是在否定自己，尽量把"过去怎么不好"转化到"未来怎么好"的描述中，这样才能在这个问题上营造一种积极的沟通氛围。

离职原因这个问题本质上属于负面问题，在这个问题上，只需要表达清楚，不扣分就好，想通过回答这个问题加分，让面试官对求职者的跳槽感同身受，是不现实的。

8. 经典问题八：想从销售代表晋升为地区经理，没有管理经验怎么办？

辉瑞公司曾经有个销售代表给笔者发消息：Calvin，辉瑞这次内部晋升依然没有我的机会，很多比我工作时间短的后来人，眼看着要做我上司了，我去外部面试地区经理岗位时总被问到以前有没有做过地区经理，而其他候选人有地区经理经验。感觉这个问题很难回答，这可怎么办？

内部晋升已经困难重重，想在公司外部从代表升到经理，难度更是加倍。

销售代表应聘地区经理，如何应对面试官关于背景的挑战？

（1）直面劣势

没有地区经理管理经验这件事是改变不了的，不要在改变不了的客观事实上纠结，这是增加面试信心的第一步。

在面试中，有时候坦承自己的过去，也代表着他能正确认识自己。但是，要注意语言的使用，别让坦承过去变成暴露劣势。

接下来，我们来看两个回答的例子：

①如果从过往的背景经历来看，我和您提到的其他候选人确实有一些差异。

②我过去确实没有地区经理管理经验。

这两句话表达的意思一样，但是给人的感觉却完全不同。第一句话说的是客观事实，说的是我们之间有差异，"差异"这个词是中性词，不代表谁好谁坏，而第二句话则强化了求职者没有地区管理经验这一劣势。

要记住，求职者面试是为了突出优势，或者在不撒谎的情况下描述客观情况，而不是去传递劣势，或者帮其他竞争者突出他们的优势。

所以，有意识地营造一个积极的谈话氛围非常重要。面试中，面试官是否决定录用一个人，除了对能力的考量，有时候谈话的氛围、彼此传递的气场也非常关键。

（2）聚焦优势

除此以外，在客观劣势无法改变的时候，还要尽量挖掘自己背景中的闪光点。

比如说，在民企和外企都工作过，引申出来的优势就是了解不同类型企业的风格，如果未来团队中有不同背景的成员，可以有针对性地进行团队管理。

又比如说，一个人以前负责的是很多家小医院，绝对属于边缘市场，后来去外企做了 3 年，负责省级的核心医院。这点引申出来，就是覆盖过不同类型的市场，能在未来做地区经理的过程中，根据大市场和小市场的特点，有针对性地给团队成员提供帮助。

所以，很多人都觉得自己没有优势，但真实的情况却是：他们没有充分挖掘自己的优势。

（3）就地转化

在回答关于没有地区经理工作经历这个具有挑战性的问题上，坦白表述自己的过去，转而强调自己跟求职岗位的匹配度非常关键，同时，在这个过程，尽量完成经历和能力的双重匹配，这样能够增加从业者面试成功的概率。

而且，对于公司内部晋升面试来说，考察更多的是岗位的匹配度，而不是过去的管理经验。所以，深挖过去的背景经历，完成从经历到能力的转化，培养可迁移的逻辑思维，才是真正需要求职者重视的。

五、电话面试技巧

在前面的章节里，我们大部分谈的都是一些具体的问题，并且梳理了面试的思维逻辑和回答技巧，接下来笔者给从业者分享电话面试的技巧。

很多求职者不喜欢电话面试，最大的原因就是因为电话面试失去了面对面的沟通机会，对于很多求职者来说，看不到面试官实时的面部表情，得不到反馈就心里没底。

跟面对面沟通交流来突出自己的优势不同，如果说电话面试真的有自己独特的"潜规则"，那么在笔者看来，最重要的一点是：从业者面试成功的概率，取决于一个求职者能让面试官放松的程度。

面试对于求职者和面试官来说都不是一个轻松的活儿。求职者要表现出自己优秀的一面，而面试官要判断出他所表现的优秀是不是他真实的优秀。

对于面试官来说，因为电话面试时间往往不会超过 30 分钟，他们更害怕由于考核时间不够长，考核途径不够直接，推送了并不合适的求职者。

让面试官放松，在轻松愉快的氛围中认可自己的优势，是求职者的首要目的。毕竟人们对于能聊得来的人总是会有一些好感。

以下 10 个小技巧是笔者经常和一些参与电话面试的求职者分享的。

（1）提前演练，确保硬件无忧。提前到达电话面试的地点，跟自己的好友用手机通话测试一下信号，避免由于信号问题，面试中反复出现"说什么？我听不见"的尴尬。

（2）环境一定要安静，马路边、咖啡厅不是电话面试的理想场所，如果因为时间紧急，实在没有安静的环境，一定在电话面试刚开始时跟面试官说明。

（3）有通话功能的耳机很重要，电话面试的时候使用耳机通话会比手持电话通话更让自己感到放松，缓解紧张，同样，使用耳机还可以过滤很多杂音，对通话质量也会是一种提高。

（4）问清面试官姓名，并在面试中多次称呼对方的名字。"被称呼"是人与人建立初步关系的第一方式，很多 HR 只会介绍自己是某公司的人力资源管理人员，这时候要问清楚如何称呼，在电话面试中，多次使用对方喜欢的称呼开头，更容易营造亲切感。

（5）抓住一切机会肯定对方，无法进行眼神交流的时候，就使用肯定式语言，比如"嗯""您说的对""确实如此""是的"。多转化语言的表现形式，切勿一句"嗯嗯"用到底。

（6）处理分歧，切勿急躁。遇到面试官误解或者需要进一步澄清的时候，切勿全盘否定面试官，最好的方式是"先整体肯定，后局部否定"。

（7）一定要打印简历，对照简历来参加电话面试，防止对方问到简历中的某一个细节，尤其是市场销量数据的细节，自己出现支支吾吾的情况。

（8）巧用简历做工具。简历不仅是 HR 的工具，也是求职者的工具。合适的时候，可以提醒 HR 关注自己简历上特别亮点的项目，来间接表达自己的优势，比如"正如您在简历上看到的，我在×××时所做的×××事"。

（9）语速不要快！面试不是考察谁说得快，是考察谁说在了点子上。速度太快会给人不稳重的感觉，也会造成语速的频繁变动。比如回答问题的时候，一部分说得特别快，一部分说得特别慢，听着感觉很不好。不如慢下来，给自己更多思考时间的同时，也保证了表达速度的连续性和一致性。

（10）结尾不只是单纯的感谢，更要走心。很多人的发言结尾都是：不论结果如何，感谢您今天给我时间进行面试。过于程式化的结尾，让人无法感受到诚意。如果赞美，请结合具体的细节。比如："谢谢 Allen，您今天提到的××××，对我来说，也是我未来会着重关注的地方，也感谢您今天给我时间进行面试。"

电话面试和面对面交流只是沟通的渠道不同，并没有改变面试的本质，面试前做好充分的准备，相信你一定会有很好的收获。

六、视频面试技巧

上一节，我们谈到了电话面试的技巧，在这一节里，我们了解一下视频面试需要注意的地方。

很多公司早些年用视频面试的形式比较多，发展到现在，用视频面试的情况较少，转用电话面试多了一些。而不少企业的销售总监为了节约时间精力和经济成本，会使用视频面试的形式。

求职者能走到销售总监这一轮，对于很多公司来说，基本上已经是一只脚踏进了公司，但是仍然有不少人因为销售总监的视频面试没有通过而错失机会。

所以，对于视频面试这种形式，求职者不论面对的是哪一轮的面试官，都要重视。接下来和大家分享几点视频面试的技巧。

1. 务必提前测试通信信号

视频面试，尤其是微信视频，一定要注意信号。持续的卡顿给对方的感受肯定是糟糕的，也容易加剧自己的紧张。

2. 服装穿着要注意

如果求职者不知道穿什么，那就穿正装，或者至少是商务休闲。不论下半身衣着如何，上半身一定要正式一些。

3. 角度铸就美

很多人自拍都会找角度，因为不同角度拍出来的效果不同。视频面试也一样，通过改变自己提前能控制的部分，达到最好的效果。适当的角度可以避免"双下巴"的产生，适当的光照面可以让自己看起来更自信，这些都需要事先考虑。

4. 固定候选人的美

现在有很多自拍设备，除了光秃秃的自拍杆，还有支架。将手机设置好合适的角度后，用支架固定，效果很好。

5. 换位视野

很多人在测试的时候，只关注自己在视频里美不美，发型有没有乱，其实只要显示在视频里的内容，都是需要注意的。比如很多人在酒店里进行视频面试，从视频里看到背景是洗手间，也不能给自己加分。

6. 语速不要太快

很多求职者在面试的过程中，担心对方觉得他反应慢，在回答问题的时候语速比较快。在视频面试时，不论是由于语速本身，还是由于信号传导，语速不控制好，很容易在传递信息的环节出现问题，而且语速太快容易给对方留下求职者不稳重的印象。

7. 戴耳机

这点在电话面试的环节中提到过，这里不再赘述。

8. 合理控制动作区

在面试中，合理的肢体语言动作，配合所表达的内容，往往能够取得不错的效果。在视频面试前，要测试自己某些动作的幅度大小。动作过大，很多动作会超出能看到的范围；动作太小，则显得有些拘谨，不够自信。

9. 看着摄像头，而不是屏幕

很多人在视频面试时候有个误区，总是盯着屏幕里的面试官看。其实，双眼注视着摄像头才能和面试官进行眼神交流。

视频面试在一定程度上解决了电话面试无法使用眼神和神态交流的问题，所以求职者在面试过程中要随时观察面试官的面部表情，千万不要在看到面试官已经明显没有兴趣的时候，还在为了保持故事的完整性，冗长地描述自己过往的经历。

在适当的时候总结和收尾，懂得结束，有时候甚至要比盲目扩充描述更重要。

七、面试成功后的谈判技巧

很多求职者在跳槽的时候，好不容易"过五关斩六将"，通过了重重面试考核，终于拿到了最后的录用通知，但在跟 HR 进行最后的博弈时，突然被对方通知职级需要降低。

比如，过往经历是高级销售代表，在求职跳槽的时候，预期的职级是销售专员，再不济也是保底的高级销售代表，但是企业 HR 比较强势，只肯给到普通销售代表的职级。职级的定位和求职者关心的薪资谈判，在实际过程中，究竟如何操作呢？

1. 设定合理预期和自我定位

求职跳槽，肯定是希望在薪资和级别上都有所跨越，这是从业者共同的想法。但现实是，很多企业对求职者都很强势，尤其在职级的定位上。

在这个时候，最需要做的是重新评估自己过往的经历，对照岗位的招聘要求和所需要的能力，结合面试时业务部门尤其是直线经理和大区经理对自己的印象和评价，全面考量自己争取更高级别的可能性。

同时，因为不同企业的人力资源部在内部对于某些默认的群体及药品/器械领域3年以内工作经验的销售人员，几乎不会给到高代职级，这时候，自己再怎么争取也很难有胜算。

所以，这时候我们要有所期待，但是也要合理预期，并熟悉行业里的各家公司，了解哪些公司对候选人的级别卡得没那么严格，哪些公司对候选人的级别有较为严格的要求。

当然，和从业者背景经历相似的从业者，从业者自己应该也认识不少，平常多联络，有一天他们求职跳槽成功时，所获得的待遇情况，可以为我们的求职作一些参考。

2. 不要轻易说放弃

候选人通过面试，在最后谈条件的时候，本质上是一个博弈的过程。

笔者经常和一对一面试培训的求职者说，企业和求职者的双向选择是阶段性的而非持续性的双向选择。求职者是否决定去面试一家企业，这时候主要的选择权在他，而面试能否成功，主要选择权在企业方。

求职者通过各轮面试拿到最后的录用通知，谈薪资和职级时，主要选择权又还给了他自己。所以，企业开出的条件不合适，我们可以放弃，然后转投其他公司的环抱，但是在放弃之前，不论是出于希望加入该公司，还是单纯为了锻炼自己的博弈水平，都不要轻易谈崩。有分歧很正常，但谈判能力强的人懂得如何在分歧中为自己争取最大的权益。一有分歧就谈"分手"，不是有个性，而是没能力。

而且，因为从业者的求职都是在特定城市进行，不会每次投简历都换一个城市，如果拒绝的公司太多，时间久了，在各家公司的 HR 那里总归会留下不好的印象，这对求职者的求职和发展不是一件好事情。

3. 考虑职业发展的"沉没成本"

接受企业给出的低于自己预期的条件，在职场中，低于预期的那部分条件属于个人职业发展的"沉没成本"，既然付出了成本，就要考虑两个方面：对成本的可接受度和收益之间的平衡及取舍。

如果级别不能满足自己晋升或至少保底的要求，比如高级销售代表跳槽后变成了销售代表，我们需要考虑的就是自己的职业规划。

在医疗领域，不论是药品还是器械领域，很多企业都会选择在年会或者半年会的时候，对绩效表现优秀的员工进行奖励。但还有一些公司没有半年会，或者半年会不安排晋升。关于这一点，求职者在求职的时候可以跟 HR 了解清楚。

所以，入职一家新公司后，从场合来说，半年会（如果有的话）和年会是一位销售代表晋升的机会。

但从时间上来说，在一般的医药和器械企业，级别提升至少需要一年，而且这已经算很快的，有的公司甚至内部默认的时间是一年半或两年，除非表现特别优秀，否则很难获得提早晋升。

因此，从业者的晋升要结合场合和时间两个因素，因为求职者入职的时候如果错过了半年会或者年会，比如说公司 1 月开年会，而自己是 2 月 1 日入职，等到下一年 1 月开年会的时候，自己表现很优秀，但是离一年的时间就差那么十几天。遇到这样的情况，部分公司会判定为不到一年，放到下一个半年加以提升。

4. 结合薪酬的可发展空间

通过面试后，很多公司的 HR 和业务经理，包括猎头在内，为了让求职者接受录用通知，尽早入职，都会跟求职者说：不要过分重视职级，这只是一个符号而已，要真正关注自己是否在新公司有能力上的提高，尽可能多去学习，多去积累，等积累到一定程度，公司有完善的人力资源薪酬体系，会做出相应的安排。

很遗憾，笔者要告诉从业者的是，这种说法千万别信。

一个从业者的职级和他在公司内部的薪酬范围是相对应的，薪资的涨幅取决于他的业绩表现，同时也取决于他目前薪资和对应级别薪资范围的临界值。

我们知道但不在乎是一回事，压根没有意识到就是另一回事了。

5. 结合外部人力市场

虽然笔者做面试培训，但并不主张从业者频繁跳槽。不得不提的是，有时候出于某些非人力能改变的原因，比如说产品掉标或其他原因导致的被裁员，从业者目前的职级会成为自己为下一家公司的职级博弈的基础。一个从业者原先是高级销售代表，后来因为进入新公司转为普通销售代表，这次出来以普通销售代表的身份求职，他下一份工作是高级销售代表的概率，和他作为高级销售代表获得心仪公司录用通知的概率，孰大孰小？

有时候到了最后，他听到的往往是"不要过分重视职级，这只是一个符号而已，要真正关注从业者是否在新公司有能力上的提高，尽可能多去学习，多去积累，等积累到一定程度，公司有完善的人力资源薪酬体系，会做出相应的安排"。

从业者是不是听着有些耳熟，感觉在哪里听过一样？

6. 最大化地争取"溺水补偿"

如果自己特别心仪目前面试的公司，在职级上的降低又不可避免，那么自己就要学会为自己的"沉没成本"尽量争取一些"溺水补偿"，其中主要的补偿方式就是薪资。

但是，笔者同样需要提醒求职者的是，有的公司会对降职级的求职者给予一部分薪酬补偿，薪酬上尽力为候选人做一定的浮动，但是，有的公司未必这么做。

所以，很难"一刀切"地去判断哪些公司可以争取，哪些公司争取了也没有效果，求职者所需要的就是去尝试。

7. 有理有据谈薪资

笔者曾经做面试培训的一个销售代表，到了谈薪水的阶段时，他最初的想法是能给到 1.6 万元就不错，但笔者和他一起认真比对，最后谈出了 2.6 万元的底薪。

经常会有笔者面试培训后拿到录用通知的销售代表和地区经理给笔者发消息：Calvin，我拿到了录用通知，如何谈薪资呢？

现在，笔者以销售代表为例，系统地说一说如何谈薪资。应聘销售经理的读者可以举一反三。

（1）了解对手，了解市场

每个职位都有对应的底薪范围，越靠近对应职级底薪范围的临界值上限，薪资涨幅比例就越低。

比如说，有些公司的高级销售代表，底薪范围是 7000 ～ 9500元，如果一个从业者现在已经是 9000 元，入职过去，依然是高级销售代表，突破 9500 元上限的可能性就不大。

对于工作一两年的求职者来说，这个范围其实影响不大，真正尴尬的是那些工作时间比较久，或者是外企顶尖器械公司的一线销售。笔者以往面试培训的很多销售，其底薪都在 12000 元甚至更高，这样的求职者如果下一次跳槽没有职级的突破，底薪能给到高于 12000 元的公司很少。

笔者以拿到录用通知比较多的求职者为例，史赛克和 3M（口腔）公司对销售代表的底薪相对来说有更大的浮动范围。

所以，要知道自己处于什么阶段，根据实际情况合理地设定自己的预期。

如果一个从业者目前月薪 13000 元，随便去一家企业就指望对方给他 15000 元的底薪，很不现实。

（2）拆分模块，整体谈判

交通补贴、话费补贴、销售奖金，这对所有人都是一视同仁的，所谓的谈薪资，严格来说，其实是谈底薪。上面我们所提到的全公司通用的薪资项目，在谈薪水的时候也可以用来作为谈判的辅助工具。

比如说，如果从业者在目前的公司，每季度销售指标 100% 达成，奖金是 2 万元，而对方公司的资金是 1.5 万元，这时候就可以在底薪上请对方适当做些补偿。

同时，"13 薪"和"12 薪"两种不同的薪资结构，也是要在薪资谈判的时候格外注意的。当然，如果能够遇到"14 薪"这种公司，那就再好不过了。比如很多面试培训后进入 3M 的从业者都是拿"14 薪"。

正常来说，各家公司的补贴基本都在 1500 ～ 2000 元，但是，有些公司的补贴明显要高于这个标准，比如阿斯利康。所以，谈薪资的时候也要格外注意。

（3）懂得进退，有得有失

有的销售在谈薪资的时候，和 HR 或者猎头较真，多 500 元就去，少 500 元就不去。说到底还是憋着一口气。这样的做法有些不成熟，因为在医疗行业里，决定从业者全年薪酬总数字的，是底薪加奖金的综合，而底薪在很多时候占的比例并不大。

与其说关心底薪有没有多加 500 元，不如好好了解一下区域是否良性，通过努力是不是可以拿到不错的奖金。很多人会犹豫，刚拿到录用通知就问区域是否良性，会不会显得太过功利，其实这个顾虑大可不必。

反过来想，如果区域明明不好，但面试官告诉从业者奖金特别好拿，我们入职以后会觉得这份工作非常"鸡肋"。

知进退，明得失，合理预期，大胆沟通，别和自己过不去，也别把面子看太重。

拿到录用通知之后谈薪资的烦恼是喜上添忧，适当掌握内心的节奏，不慌不忙地和自己的预期冷静对比，才是求职者最需要思考的事。

笔者曾说过，把心仪的岗位谈崩了是蠢人，但一点都不争取也是蠢人。问题的关键在于，从业者在就职级和薪资进行谈判的时候，要把握尺度，游刃有余，而商务谈判最难的也就是这里。

八、面试成功后的离职思考

在面试中过五关斩六将，拿到录用通知之后，如果各方面条件都不错，接下来就该准备向原单位提离职，交接好工作后入职新公司。

但是，在提离职的时候，很多公司的地区经理会对从业者进行挽留，不少伙伴由于对未来职场不太有信心，加上地区经理苦口婆心地劝说，都开始犹豫：离职是不是一个正确的选择？就这样一连纠结了好多天。

提出离职后被直属经理挽留，在公司里是常见的事，拿到新公司录用通知的我们如果被挽留，是应该接受这份"盛情"，留在原公司继续服务，还是礼貌拒绝，继续选择自己的路呢？

1. 离开要有离开的果断

很多人认为被挽留说明了自己在公司的重要性，认为经理在自己离开的时候才注意到这一点，如果能够留下来，未来肯定能得到经理的重视和关注。如果是抱着这个观点，那我还是建议求职者认清现实。离职被挽留，从最初级的角度来理解，是更换一个深入一线了解市场的人，重新招聘和培养的过程少则两个月，多达半年。这个时候，不仅直属经理会花费大量的精力进行招聘、培训，还会花费额外的时间在这个空岗所负责的区域上。所以，挽留下属的重要原因之一不是认识到下属的不可替代性，而是怕麻烦。

求职者从提离职的那一刻起，即便是最后选择继续留在公司，在直属经理的心里，也会留下求职者曾经想要离开的心理阴影。带着这份阴影，想要获得跟以往一样的信任，基本不太可能了。

职场中，越往上走，信任越重要。这也是很多高管在选择下属的时候会选择"自己人"的原因。

所以一旦申请离职，离开基本上就应该是箭在弦上，不得不发。

2. 留人要有留人的诚意

很多人离职的时候，往往是被直属经理挽留的"真情"感动，但是权衡去留的永远不是感性的语言，而应当是理性的判断和分析。

直属经理的挽留理由不外乎以下几种。

（1）表明过去有所忽视和未来对人才的重视

这样的说法可以直接忽略，甜言蜜语和实际收获比起来真的是微不足道。

（2）更换更核心（或良性）的区域

很多人离职是因为自己目前的区域销量无法完成，这里所说的无法完成跟能力无关，比如产品未入院且开会时间待定、医院科室对部分产品停用、去年前任压货导致今年指标虚高，等等，这些都是客观因素。在团队人员满编的情况下几乎不会有所变动，毕竟从业者不想要的区域，经理丢给谁也不合适。

至于一旦有岗位空缺，第一时间帮求职者调换区域的承诺就更是无稽之谈，哪有经理盼着目前不想离职的员工提出离职，而偏向于目前已经决定要离开的员工的？

（3）年底加薪的经济诱惑

医疗行业的加薪每年平均也就是 8% ～ 10%，很多公司的年度涨薪甚至只有 4% ～ 6%，即便是额外的加薪，也基本上是在求职者每年例行的涨薪比例上加不超过 5 个百分点。这样的情况下，求职者可以算算用自己的底薪做基数，乘以这个 5%，最终能有多大的差额，加上每个月的扣税，其实差不了多少。

（4）承诺职业的发展和晋升

如果是承诺普通代表升高级代表，地区经理升高级地区经理，这样的承诺意义也不大，因为从业者跳槽后，新公司也能满足这一点。

而承诺销售晋升地区经理，或者地区经理晋升大区经理，可能性比较小。因为能给这样承诺的基本上是高自己两级的经理，直属经理给到的承诺最多是可以年底时把从业者放在"高潜人才库"里。

（5）合理预期，理智思考

很多人最后在犹豫，不仅是由于被挽留，而是在这个过程中，对未来充满的不确定性表示担忧：未来的区域指标达不成怎么办？未来的领导不合拍怎么办？未来这个领域如果发展不好怎么办？……

遇到可能存在的问题，想的应该是如何解决问题，而不是逃避问题。

比如说，很多人担心未来的区域如果完不成目标怎么办。问这个问题之前应该同时问自己另一个问题：目前的市场能保证一直完成目标吗？

每个市场都有大小年，也随时都有可能完不成目标。

至于担心未来某些领域发展不好怎么办，从药品转到器械的某些细分领域里，由于对相应领域不了解，存在这样的困惑很正常。

解决方案也不是去证明这个领域的潜力，毕竟未来的事情没有人能说得准。

就好像求职就一定面临风险，待在目前的公司未必就没有风险——安逸不代表没有风险，只是代表无视风险。

像这样挽留员工的地区经理已经算不错了，还有些地区经理一听说员工要离职，就开始各种刁难员工。如果求职者很不幸，预计可能会出现类似的情况，该怎么办呢？

首先，在跟新雇主或者内部转岗的部门沟通入职时间的时候，不要太过紧迫，留有一定空间，说明自己的实际情况，不要恶意拖延入职时间，一般来说，对方都会给予理解，而且不对前任雇主表现出过于紧迫的离开期望也是对前雇主的尊重。

其次，如果求职者已经尽到作为下属的职责，留出了充足的时间供公司走离职流程，仍然遭遇地区经理的恶意阻挠，建议从业者和地区经理开诚布公地谈谈。毕竟都是成年人，沟通才是解决问题最好的方式，自己憋着闷气不说话或者单纯在背后发牢骚，对问题的解决没有任何帮助。

如果沟通过后，地区经理依然我行我素，从业者不要情绪化，要公事公办，和人力部门协调，离职程序的每一步沟通尽量都通过邮件进行，留下文字证据。

不论求职者是否会遇到上面的情况，在拿到录用通知以及向地区经理口头提出离职申请后，一封比较正式的离职申请邮件还是很有必要的。因为公司规定的离职时间不得早于员工正式提出离职后的 30 天。

第五章

药械中年从业者
的职业规划

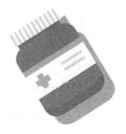

一、药械行业的晋升规则

在讲医药器械行业晋升规则之前，请让笔者先分享一个小故事。

笔者有个朋友在一家外资器械企业当地区经理。之前，他手下有个员工因为某种客观原因，工作需要变动到其他城市。由于内部转岗没有合适的空缺，转而寻求了外部机会。跳槽后的公司和原公司的规模相当，职级没变，还是做一线销售。

笔者这位朋友听说手下要离职的时候，有些惋惜，因为这个员工非常优秀，也得到了公司很多人的认可。

大区经理听说他手下员工要离职的时候，对员工过去的工作表示认可，也花了半个小时的通话挽留，希望员工慎重考虑，不要轻易变动。

最后，他的下属婉拒了大区经理的好意，离职流程走得还算顺利，员工也很敬业，最后一天工作日也都在医院认真地做市场交接。

这名员工从服务 5 年的公司离职后，第二天，就入职了新公司。

这个员工入职的第一天，给我这个做地区经理的朋友发了两条消息。

第一条是感谢地区经理过去对自己工作的支持，并表示自己未来会继续努力，虽然自己只是个销售代表，但如果未来有什么能够帮得上忙，一定尽力。

第二条是说，这个员工原本想给自己的大区经理发一条感谢信息，无意间发现自己看不到大区经理的朋友圈，他问了前同事，发现并不是大区经理删光了充满工作照、看起来正能量满满的朋友圈，只是他一个人看不到了，他也不能确定是不是被删除了好友，还是被屏蔽了朋友圈。

最后，他对地区经理说了这么一句话：大区经理会这么做，是觉得他已经没有利用价值了，而跳槽还是做销售代表，大区经理应该是笃定他这辈子就这样了，未来也不会成为自己的"有效人脉"。看清了大区经理是这样的人，他唯一的遗憾就是没有早点离开。最后他还树立了一个志向——5年后成为让大区经理后悔做这个决定的人。

朋友说，虽然不知道他以后能不能实现自己的豪言，但是上头领导的这种行为让他有一种"狡兔死，走狗烹"的感觉，不由得担心未来的自己会不会也被这样"下手快"的领导抛弃。

在那之后过了很久，笔者问他还记不记得之前这件事，他说事情的结果可能和剧本里写得不一样，也许人生真的没有那么多的逆袭和惊喜。

大区经理虽然背后被人骂得很惨，但大区经理依然是大区经理，他依然是地区经理，只是换了家公司，因为原公司架构调整，大区经理选了个"心腹"，把他劝退了。

那个离职的员工，在入职新公司不久就又辞职创业了，开了个主题餐厅，没有年薪百万元，但是比起以前还是多赚了不少。

上次他们一起吃饭，那个员工说，如果不是他认清了现实，可能还在做一线销售，短期看来似乎没有风险，但长期来看总归会一辈子平庸下去，守着每年不到10%的底薪涨幅，守着每个季度因为很多人力无法改变的客观原因，盼着奖金过日子。

听完这番话，我的朋友不由得想到了自己，即使他再努力，他现在所在的职位也完全给不了他想实现的目标和想过的生活。

1. 销售部还是市场部?

笔者曾经有一位来做咨询的从业者。她曾经是某外资企业的助理产品经理,常驻广州,工作 5 年多,孩子出生没多久。由于公司对其产品组不重视,以及公司内部组织架构变动,市场经理原本许诺让她升职,也因为她生孩子没有兑现。

后来,她产假结束开始求职,但是广州市场部岗位非常少,到最后,她整个人感觉都快崩溃了。

有一天,她跟笔者说:面试官很喜欢我,但说我没有销售经验,需要面试其他候选人后再做决定。广州现在市场部岗位少,我担心以后找工作更艰难,我要不要去做两年销售?唯一不好的就是销售给的职级不高,只是高级销售代表。

笔者当时就回复她:如果你未来的定位依然是市场部,那就不要跳槽到外部做销售。

(1)关于概率

医疗人才市场上,每个级别都有着严格的限定。产品经理的晋升机制也严格遵循传统,从助理产品经理做起,如果做得好,一年半到两年基本上可以升职做产品经理。

但是,如果从业者是高级销售代表,想一年半以后升职到地区经理就比较麻烦,完成指标是基础,然后要表现优秀,内部有足够曝光,同时还得有空缺的地区经理岗位。最后,这个空缺落在自己头上,自己要拼过比自己先进公司、业绩同样优秀的老员工。

况且,在广州、杭州、南京、北京、成都这些地方,最大的问题是没有岗位,而不是从业者不能胜任,贸然转去做高级销售代表,并不能解决市场部岗位少得可怜这个根本的问题。

（2）关于背景

做过销售，做过市场，复合背景确实可以使未来发展得更好，但这里有很多技术细节。尤其是顺序问题，这是最容易被忽略的，错了也是最致命的。

如果从业者先做销售，做到高级销售代表，然后转市场部做高级市场专员，或者助理产品经理，完全没有问题，做个一两年，可以做产品经理，可以回销售部，全国范围内的地区经理都可以去应聘，未来出去求职，产品经理和地区经理也都可以尝试。按照这样的顺序走，复合背景是绝对的加分项。

如果在一家公司，先到市场部，做到助理产品经理，返回销售部做高级销售代表，确实有做得好的人从高级销售代表升职做地区经理的，但是有几个人做高级销售代表一年半，又转回公司市场部做产品经理的呢？

因为未来充满了变数，所以没有哪种选择有绝对的优势。但是，如果从业者明知道一个选择给自己未来职业加分的可能性更高，为什么还要选那个可能性更低的？

销售晋升的硬标准是完成指标，一旦从业者转去做销售，销量受到影响，就算再优秀，当年也不大可能让从业者晋升，更别说晋升地区经理。

（3）关于运气和能力

职场上，有些人发展顺利，就是单纯因为运气好，刚毕业接手KA医院，没有遇到外部突然的变化，指标的完成一直比较顺利，个人机灵点儿，利用大平台在公司内部多曝光。但是有的人，偏偏就运气差，不是选什么的问题，而是没得选。正如笔者的这位朋友，如果她在上海，肯定不乏各种知名企业的市场部机会，但是她偏偏在广州。地域的特殊性在很大程度上限制了她的职业选择，甚至影响她的职业发展。

人到中年，最不能指望的就是运气，尤其是对于职场女性来说，很多人都是因为生育或者陪伴孩子，职业发展受到了极大的影响。当我们无法预知自己是否会获得好运垂青的时候，比拼命赚钱更重要的，是思考如何聪明地增加自己的"被动收入"。

（4）市场部的内部情况

在医疗行业里，市场部的"鄙视链"，从来都没有断过。

中央市场部认为，区域市场部就是负责策略的执行和会议的筹备，甚至还有很多中央市场部的人认为区域市场部就是"会议执行者"。而区域市场部的人认为，中央市场部的人不过是因为在职场占据了职级优势，他们所做的工作，如果换了区域市场部来做，熟悉一段时间，一样也可以胜任。尤其是对绝大部分外企来说，其中央市场部都设在上海。如果从业者是二、三线城市，不论自己能力如何，想进中央市场部，可能性可以说非常低。所以，看似都挂在市场部的架构里，两者的发展路径却有天壤之别。中央市场部的人可以在外企做产品经理、市场经理、市场总监，甚至可以横跨地区经理、大区经理，最后发展成销售总监。而区域市场部如果无法放弃二、三线城市的常驻地，最多横跨到销售经理，发展好的可以做到大区经理，但是其他的职位几乎不大可能了。

两者相比，职场天花板立见高低。

从薪资来说，中央市场部产品经理有30万～80万元的年薪浮动。一方面，以往的薪资基础不同，决定了每次跳槽平均涨薪20%左右。另一方面，很多医药和器械公司的产品经理，尤其是很多器械小外企，虽然产品线人不多，但是给钱却未必含糊，一次跳槽拿到 30% 甚至更高的薪资涨幅都很有可能。而区域市场部的薪水相对来说就要少一大截，30 万元很容易，但是想拿到 50 万元以上，难度就非常大。

从这几年来看，很多销售都想转到市场部，以下几个方面需要重点考虑。

①薪资结构

销售转到市场部，如果是外部求职，薪水的涨幅是按照销售的全年年薪，其中奖金按照 100% 完成，然后乘以合适的涨幅比例来计算的。这就意味着，如果一个从业者过往的底薪高，同样的涨幅比例下，转型到市场部职位的年薪就会比较高，反之就会少。

所以做销售，底薪很重要。一方面是为了对冲拿不到奖金的风险；另一方面也是在未来转型到市场部的时候，同样的情况下能有更高的 Total Package（全年薪酬）。

②职业发展

如果是上海之外的城市，晋升地区经理已经很困难的销售可以考虑转去区域市场部，但如果是在上海的销售，笔者还是建议优先考虑转到中央市场部。

不论是从人才市场评估职位的含金量，还是从职位本身，中央市场部都能在职场上为从业者未来的职业发展带来更多机会。

除非迫不得已，否则尽量不要考虑从区域市场部迁回到中央市场部。如果一个从业者在上海工作，慢慢培养自己的行业人脉，不断提高自己的能力，加上适当的耐心，想从销售转到市场部其实也没有那么难。

③职级的重要性

职级很重要，从销售转市场，高级销售代表对应高级市场专员，大客户经理或者专员可以尝试对应助理产品经理，尽量别降职级。

因为市场部的职级一般是一年半到两年才能调整一次，发展速度相对比较固定。如果从业者起点太低，配上和别人相似的发展速度，最后的发展结果就会有很大差异。

笔者一直说，职级不重要是职场上最大的谎言。

外部求职，从市场专员直接跳到助理产品经理（APM）的可能性比较低。就好比一个从业者现在是销售代表，虽然年龄到了，但是去其他公司想拿销售专员（KA）的职级，试几次就知道这有多难。

市场部"鄙视链"的背后是很明显的职场发展规则。从业者根据自己目前的职业发展阶段，对未来的职场做出相对明确的规划，有效利用复合的职场背景，完成螺旋式的上升，才能在 30 岁左右真正看到自己清晰的未来。

从业者要想在职场上稳定发展，就要向有经验的人学习成功的经验，观察失败的案例去吸取失败的教训，并结合自己的实际情况，选择适合自己的职业发展道路。

2. 螺旋上升，复合化自己的职业背景

面临日渐紧缩的医疗环境，药品或者器械行业内的很多人都在谋求转型。其中，销售加上市场的复合型人才发展背景得到很多从业者的认可。

从销售到市场，好转吗？怎么转？现在我们来了解一下如何拥有复合型职业背景。

（1）内部转岗永远是跨部门转型最快、成功率最高的方式

一般来讲，公司内部从销售团队转岗到市场部门，在所有方式中成功率最高，但是需要候选人在销售部门"做得不错"。

这里的不错，可以是指标完成情况总体来说比较优秀，也可以是候选人在平常的工作中与市场部有较多互动。互动多了，就会容易被对方的负责人相中，即使不是主动伸出橄榄枝，起码在自己做转岗申请的时候很容易通过。因为公司对从业者知根知底，由此带来的内部招聘风险远远小于外部招聘，况且入职时间和手续也远比外部招聘来得高效简单。

所以，客观来讲，在其他条件不变的情况下，做全国或者区域核心市场的候选人，这种方式的成功率要比做小型区域的候选人高一些。因为核心区域会更受公司和市场部的关注，指标完成得更好，销售业绩有亮点。指标完成有困难，公司有时候也能理解，甚至会加大投入。

比如说，对于部分全国级客户销量的掌控已经远非一名刚入行两年的销售代表能处理的，需要地区经理、大区经理甚至产品经理等多个管理者层面和部门协调联动。这时候，业绩不足时单纯对销售代表的追责有时候反而不会像做小区域市场的一线销售那样强烈。

（2）做好转型自我定位：中央市场部还是区域市场部？

最初的时候，市场部架构比较简单，而现在，很多外企在市场部的组织架构里，根据需要进行了细致的区分。

很多公司在大的框架上会把市场部分为中央市场部和区域市场部，其中的中央市场部又会细分为产品（Product）、患者教育（Education）、市场准入（MKT Access）等方向。

但不同公司的内部架构不一样，有些公司的子方向会和其他部门划分在一起，而使中央市场部只保留单独的产品职能。

对于中央市场部而言，外企基本上都会将其设在上海，即使是广州、北京这样的一线城市，中央市场部的人员设置也相对较少，其他二、三线城市就会设置更少。所以，希望转型到中央市场部的人，在同样的条件下，在上海的成功率要大一些。

而对区域市场部，"北上广"会有，二线省会或重点城市也会有，比如西安、沈阳、青岛、济南、南京、成都、重庆、杭州等。所以，从业者如果不愿意跨省工作，区域市场部岗位在兼顾家庭和事业方面能够提供更多便利。

所以，做好职能转型的定位很重要。这将决定从业者求职时的关注点在哪里，也方便从业者有针对性地去搜寻市场上的招聘信息。但话说回来，笔者并不建议从业者在销售到市场的转型定位上面花太多时间考虑，因为大部分从业者还处在寻找合适的空缺岗位的状态，并非被多家公司主动邀约，苦于选择哪家。所以这个时候还是多花点儿心思寻找信息，拿到了录用通知再谈选择。

况且，在面试的过程中，通过与面试官的沟通，从业者很可能就会有更清晰的职业想法，所以一定不要闭门造车、空谈空想。

（3）求职时，人脉和信息更值钱

现在人力市场上的外资药品或者器械企业，通过互联网很容易就能够被定位出来，当我们苦于无从获取招聘信息的时候，很多人已经投递了几家公司的市场职位，等待面试的邀约。这里的差别不是工作能力的差别，而是搜寻信息能力的差异。

自己的圈子能否帮自己进入更大的圈子获取更多的信息，这一点非常重要。早一步获取信息，就能早一步赢得先机。

求职者可能会说，如果面试没有通过，那么花钱买来的信息岂不是浪费了金钱和时间。

并不会浪费，因为有些信息资源是有持续性的。比如说，我们花钱请人吃饭或者发了个红包给朋友，请他帮我们搭线介绍一位意向公司市场部的朋友或者内部员工，帮我们做职位的内部推荐。虽然这次推荐没有成功，但是在面试的过程中，从业者也学到了很多，能帮助自己在未来应聘类似的岗位时有所帮助，而且彼此混熟以后，他知道我们想转市场部，也许哪天，他恰巧得知了一个适合的机会告诉了我们，那我们岂不因此获得了梦寐以求的职位？

积累到一定阶段，圈子里的人甚至不需要主动做什么，圈子就会自然扩大，越来越多的机会也会主动找上门来，这就是圈子的惯性扩展。

也就是说，公司招聘市场岗位，一定是先看内部合适人员或者有市场背景的候选人，而以一般的初、中级市场部职位来说，有市场部背景的候选人，基本上能满足市场部对人才的需求。从销售转市场，很多候选人的能力是具备的，也有很强的学习能力，能够很快上手工作。但是面对好不容易得来的面试机会，从业者需要很有说服力地告诉对方，有销售背景的自己同样能够做好市场部的工作！

二、药械行业的薪资秘密

人在职场，最关心的东西有两个：一个是职业晋升，另一个是薪资福利。

曾经有位从业者向笔者报喜，说自己毕业后工作一年，跳槽之后加入一家外企，每月底薪过万元，言语之中流露出的是欣喜和激动。

毕业一年，底薪一万元，在医药和器械领域里已经算是不错的待遇。

笔者见过很多一线的销售，工作三四年，底薪还徘徊在八九千元的水平。

很多人说，这很正常，因为很多工作年限比较久的老销售在他们入行的时候，底薪的平均水平没有现在这么高，后来随着行业平均底薪的提高才逐渐出现了薪资"倒挂"的情况，也就是新员工比老员工的工资还要高。

这个说法确实有一定道理，但不完全对。如果从业者是十多年前入行的销售，这个说法是适用的，但如果是近五六年入行的销售，就不适用了。

举个例子，某外资企业在 2012 年的时候，给应届生的底薪是 6000 元，到 2019 年，它给应届生的底薪是 6500 元。7 年时间，底薪只上涨了 500 元。也就是说，同一家公司，2012 年入行的老员工，不论每年涨薪的比例有多低，都一定不会被现在刚入行就进入公司的新人"倒挂"底薪。

所以，入行一年，底薪过万元，超过很多入行三四年的人，这一点跟行业平均底薪的提高其实没多大关系。

既然是这样，那它跟什么有关系呢？

首先就是公司的选择。在医药领域，不同公司的薪资标准也不同。一般情况下，排除对过往薪资的考虑，阿斯利康和辉瑞两家公司的薪水都很不错；而器械领域，史赛克和美敦力两家公司的薪水也不低。

所以，同样的人，选择不一样，拿到的薪资也不同。

除了公司，职能也很重要，职业发展过程中，难免有人会选择转岗。从薪资的角度来看，转岗分为两种类型：一种是从奖金型岗位转到绩效型岗位，比如从销售转到市场部或者培训部。另一种则相反，从绩效型岗位转到奖金型岗位，比如从市场部转到销售部。

同样是工作 5 年，两种情况转岗时候的薪资涨幅和最终的底薪大有不同。

比如，小王是一名销售，底薪 8000 元，补贴 2000 元，12 薪，每季度奖金 100% 完成是 2 万元，那就是年薪 20 万元。

如果他选择从销售部转到市场部，预设 20% 的跳槽涨幅，就是他在市场部的总薪资，然后分配到 12 个月的月薪和 25% 的绩效奖金里面，就可以得知他最后的底薪。

在小王转换职能的当年，不论他每季度是超过 110% 达成，还是 90% 的达成，从人力市场的角度来看，跳槽时大致都只会按照基础的奖金制度，也就是按照 100% 达成的每季度 2 万元计算目前的年薪。

所以，如果从业者过去的公司属于刚才我们说的底薪高的公司，比如器械领域的美敦力和史赛克，转到市场部的时候，薪资就很有优势，但如果过去在底薪比较低的公司，工作两年底薪在 8000 元左右，转到市场部，平均下来每月的底薪就会吃亏很多。

因此，这就是笔者经常说的，同样的工作时间，一样的能力，选择了不同的平台，最后的结果和待遇会有很大的差异。

入行一年，底薪过万元，在很多时候已经和能力无关了。

因此，在自己的能力范围内，尽可能地选择起点高的平台。毕竟医疗行业内部晋升和外部跳槽的涨薪幅度不会有太大的浮动。

起点太低，想凭着几个百分比的差异赶超别人，想想就知道有多困难，尤其是面对无法掌控的外部环境，底薪才是一个人最大的底气。

1. 多元途径，提高薪资待遇

想要提高底薪，除了通过每年例行的涨薪、外部求职跳槽，就是提升自己的级别。

之前有一名辉瑞公司的地区经理私下跟笔者说，他很早就进入了外企，职业生涯也算顺利，做地区经理也有几年时间，现在每年到手的年收入也早超过了 30 万元，算上奖金、补贴和其他收入，平均每个月到手 3 万元。身边的很多亲戚朋友都很羡慕他：外企、地区经理、出入五星级酒店、航空公司终身白金卡。在他们眼里，自己算是高薪人士了。

但是，他自己却始终觉得没有那么幸福和无忧无虑，反而经常会感到焦虑。他说自己既谈不上财务自由，也谈不上有财务安全感，压力大的时候还会失眠。

其实，他焦虑的来源并不是因为目标与现状有严重差距，导致对目前现状的不满，而是因为他不知道自己以后会走哪条路，不知道这样的"顺境"能维持多长时间。

对于一个地区经理而言，基本上已经触及了职业的第一层天花板，再升职，拼的就不是单纯的销售结果和个人能力。所以，突破这层天花板很可能遥遥无期。

而他目前的收入全部来源于自己的工作，甚至有很多是重复性工作。

联想到未来，随着越来越多的一线销售数量在增加，他面临的竞争将有增无减，随着医疗行业风暴的继续，他甚至很有可能随时丢掉饭碗。如果被动离开辉瑞，地区经理的求职将比代表更难，在人力市场不景气的时候，还要被迫降薪跳槽。

也就是说，随着时间的延长，他对于公司而言，可替代性会增强，他在未来的收入不会持续上升，反而很有可能下降。而这个问题在医疗行业里并不是个例。

靠收房租生活的人，比起一个医药或者器械的地区经理来说，全年获得的收入少了很多，而且未来可预见的涨幅也变化不大。两者之间，影响整体幸福感最本质的区别，是被动收入和主动收入。

被动收入是指停止劳动也能获取的收益，比如房租收入和理财收入。

主动收入指的是需要靠花费时间和精力才能获得的收入，比如工资。

每个人的收入结构都不相同，主动收入和被动收入可能会有所交叉，生活的幸福感大小取决于被动收入和主动收入哪一个占的比例更高。

所以，请合理规划资产配置，拿出一部分精力和收入做好收入结构的调整，而不是一味地赚钱和工作。

当我们忙得只剩下工作的时候，对自己和公司而言，有时候其实并不是一件好事，过于忙碌伴随而来的是对生活的焦虑，这时候还要保证工作不受影响，也是一件很有挑战性的事。

2. 选择赛道，尽量靠拢头部领域

在谈到医疗行业薪资的时候，很多人都会打听，到底哪一家外企整体的薪资福利会更好。

在器械行业里，史赛克、美敦力两家公司往往被认为是工资高、福利好的外企。很多人从药品行业转到了器械行业，都是瞄着美敦力和史赛克去的。

在很多人看来，做器械要比做药品更轻松。这里的轻松倒不一定指的是工作量少，而是很多人觉得，和做医药代表相比，做器械

销售没那么心累。

问题是，不心累的工作能赚钱吗？

从以前的经验来看，器械行业里，对销售代表来说，底薪能给到超过 1 万 5 千元的也有不少，比如史赛克、3M、强生等公司。

经常会听到不少器械人有双倍甚至三倍的奖金，除了牙科和医美领域受到很多人的广泛关注以外，在临床医疗器械的领域里，神经介入和电生理这类产品的发展势头也很好。

这些公司或产品组，和现在备受"4+7"煎熬的药品行业形成了鲜明的对比。

那么，做器械如何年入 50 万元呢？

如果从业者目前的底薪是 1 万元，13 薪，算下来年收入就是 13 万元，加上每个月补贴 3000 元，全年一共可以拿到 16.6 万元的薪水。如果每季度能拿到 3 万元左右的奖金，全年总体的薪酬就在 29 万元左右。

看着离年薪 50 万元的目标好像还差了一截。

但是，在器械领域，伴随着新产品的上市和重点产品的推广，很多产品都会设立单项奖励，奖金金额最后有多少，不仅取决于指标完成的比例，还取决于同样的指标完成比例中，单独考量奖金的产品所占的百分比。比如说，同样是 100% 完成，有的人奖金就是 3 万元，有的人奖金可以拿到 4 万元，其中的区别就在于，后者 100% 完成的组成部分里，单独考核奖金的产品比例较高。

同样道理，有时候从业者甚至会看到指标完成 100% 的人，拿的奖金比指标完成 105% 的人还要多。

所以，做器械的人如果想要年薪 50 万元，单靠拼命没有用，还要讲方法。

（1）谈高底薪

器械公司的底薪上限相对来说比很多药品公司要高。选个不错的公司，争取 1.5 万元或 1.8 万元的底薪，也是有可能的。

笔者认识一个去了强生公司的人，他拿到了超过 1.5 万元的底薪。他说，在这之前，一直都觉得强生底薪低，没想到能给这么高。

信息差永远是一个人增值的拦路虎。很多时候，不是从业者不会做，而是自己不了解。

而且，还有一些公司的奖金是按照底薪比例来计算的，底薪谈高了，奖金的金额也会跟着水涨船高。

（2）配比产品组

同样是完成指标，或者区域遇到困难的时候同样是压货，怎么配比产品的组成就很关键。

笔者见过不少器械销售都会很聪明地配比达成情况。比如，这个季度同比去年同季度的单项增长奖有可能拿满，就主攻单项奖；下个季度看数据，发现去年有单项奖金的产品型号的销量已经很多了，就主要销售普通型号，把单项奖的产品留着下个季度卖。这样一配比，就能在同样完成指标的情况下，通过奖金和所销售产品组的配合，获得尽可能多的奖金。

（3）布局渠道

器械销售主要靠经销商铺渠道，所以经销商的布局和管理就非常重要，经销商不仅仅是用来配合销售送货的。有时，经销商甚至对销售能不能完成指标起到决定性作用。如果从业者月底需要压货，经销商压货的能力远远要比我们自己去找库管压货强。

当然，做器械的老销售都知道，经销商不去找库管压货，在家里也能帮销售完成指标，不存在压不了货的经销商。只是有的经销商和从业者的关系不够铁，不愿意做一些私下里可以协调的事情而已。

做器械的门道远远比做药品要多，同样是一线销售，从业者看到很多年纪比较大的器械销售过得比较舒服，但超过 35 岁的药品销售就过得很艰难。这里面除了工作属性的原因，还有很多是背后的门道。

而对于很多想从药品转到器械的人来说，真正深入这个领域才能找到可以掘金的地方。很多人刚刚接触到皮毛就又离开，最后损失的不仅是时间成本，还有在职场里赖以生存的职业稳定性和连续性。

3. 职业晋升，提高整体薪酬

进入医药和器械行业 6 年左右的人，如果足够努力，运气也不错，差不多也到了该升地区经理的时候。还没升职的人也在天天惦记着地区经理的位子，顺便也惦记着地区经理的薪资……

除了小部分主要靠着奖金驱动年薪的民企，从大概率来讲，外企的薪资和福利都要比民企好很多。

这个行业的大部分销售，入行的时候底薪大概在 6000 ～ 8000 元。假如取个中间数 7000 元，第一年预设涨薪幅度为 8%，然后加上业绩表现不错，晋升高级销售代表，拿个 15% 的涨幅，两年后底薪大概会在 8500 元上下。

笔者见过最快 3 年就能升经理的从业者。但一般来说，工作 5 年能够完美避开各种大坑，顺利升职，就已经很不错了。所以，按照这个速度，一个销售代表工作 5 年升职做地区经理，拿到的底薪范围，会在 15000 元左右。但是这个数字并不绝对，由最初加入公司时的底薪金额以及涨幅来综合决定。

在外企，笔者见过的地区经理有底薪 1.2 万元的，也有底薪 2.5 万元的。

如果是在二、三线城市做个带团队的地区经理，拿个 2 万元左右的底薪，加上不错的奖金制度，基本上可以过得很舒服。

曾有人跟笔者说，她觉得做地区经理既要出差，还要辅导别人，感觉特别心累，反而不如自己一个人管几家医院，奖金也拿得不少。而她的老板因为团队里面有个人摊上麻烦事，已经两个季度没拿过奖金了。

在医药圈和器械圈，不少人都有这样的想法。但是，这样的想法很危险！

一个拿不到奖金的地区经理，换一家公司，挑个良性的市场，奖金分分钟到手，加上底薪不错的涨幅，全年的薪资说上去就上去了。

而一个只看到现在奖金不错，没有忧患意识的销售，到了区域完不成的时候，想跳槽都难，等到工作七八年，内部没机会，外部没岗位，到时候才真的是欲哭无泪。

哪怕跳槽到其他公司，销售职位的底薪上限肯定比地区经理底薪的上限低很多。

可是，接受不了，又能怎么样呢？

二、三线城市的岗位一共就那么多，能给得起 1.5 万元以上底薪的公司就更少了，很多公司即便是有预算，但也会考虑，是不是招个底薪 9000 元的人更划算。

工作 3 年不琢磨如何解决问题，工作 6 年的时候迟早得碰壁，这就是现在摆在很多资深的高级销售代表，或者所谓的大客户经理面前最实际的问题。

单纯从底薪来说，很多器械公司，尤其是一些以往没怎么听说过的小型外企，由于在中国的销售团队人数较少，所以底薪有着更高的上限。

很多资深的医药销售在升职无望的时候转到器械，就是希望能尽可能延长自己的职业生涯，突破眼下的瓶颈。

毕竟，在外企医药公司里，35 岁的医药代表已经很少了，但是在外企器械公司里还有很多 35 岁的一线销售，其中不少人还有机会独立负责几个省份。

人在外企，最怕的是既突破不了底薪的上限，又拉低不了欲望的下限。

三、医药中年从业者的职业发展

医药行业很少见到 35 岁以上的医药代表。中年医药人每天思考的，就是自己在 35 岁或者 40 岁以后如果被职场抛弃，该如何寻找自己的下一条人生赛道。

1. 药品转行器械，延长职业生命

不知道大家有没有注意到一个现象，很多公司做器械的人要比医药代表的年纪偏大一些，30 岁或者 35 岁的器械销售并不少见。在这样的情况下，很多医药代表选择从药品转到器械，希望能够尽可能地延长职业生涯。

笔者之前帮求职者做面试培训，他们当中很多人都成功地从药品行业转到了器械行业，但是在转行的过程中还是遇到了不小的挑战。

哪怕从业者是在辉瑞、拜耳、诺华、阿斯利康这样的大外企，从药品转行到器械的时候也会发现，自己的很多竞争者都有大外企背景。在这样的情况下，从药品的顶尖外企转行到器械外企，好转吗？怎么转？尤其是医药大环境还在整体收紧，所以，笔者也经常被问到这个问题。

其实，在商业市场上，一切的成交都基于供需，即我们能提供的与对方需要的相比较。人力资源市场上也是一样。在这里，笔者摘录了几家器械公司对一线销售的招聘信息，里面会有对求职者的要求，对销售经理的要求也是一样的思路，求职者可以举一反三，这里不再举例。

在这些招聘信息中，笔者把任职要求分为客观描述型和主观发挥型。

客观描述型：

①本科及以上学历（必须或优先）；

②至少 2 年的医疗器械销售经验（必须或优先）；

③外企器械公司工作经验（必须或优先）。

主观发挥型：

沟通能力好、学习能力强、抗压能力好，等等。

（1）客观描述型要求

如果要求里面写明是"优先"，那么求职者应该明白"优先"的含义：自己有这一点，会加分；没有的话，也不会扣到 0 分。所以，多投递一次简历就可能多一次面试机会。

如果要求里面写明是"必须项"而求职者却没有，笔者的建议是：如果求职者的经历背景和对方要求没有差很多，只是单项有所偏差，可以尝试继续投简历。

为什么呢？

因为这个岗位可能会因为一些原因，比如说招了三个月发现市面上符合要求的人确实少，业务团队急着要人，适当放低要求，但是求职者看到的招聘信息还没有及时更新，这时候自己投简历过去也许会有机会。

退一步说，毕竟简历入了公司的简历库，即使这个岗位不合适，也许有一天，会有一些意料之外的机会等着求职者。

但是，这里涉及一个概念——时间价值，即我们的简历在同样的时间内，能够让 HR、面试官甚至猎头感觉到我们的价值。

所以，产生时间价值的第一步非常重要：一份匹配度高的简历。

这并不是说把自己每季度完成 120% 的业绩按照时间线单纯罗列，就是能力优秀、匹配度高；也不要觉得自己没有负责过 KA 市场，没有举办过全国型学术会议，就是能力平平！

市场完成多少是我们的结果，如何达成是我们的过程。我们的能力是基于自己在过程中付出的努力。

如果一位从业者刚入职，医院扩建，导致他业绩达成 200%，难道这能体现一个从业者的能力优秀吗？当然，一个好的业绩表现肯定是加分的，这点放在哪里都是通用的。

之前，笔者看过的很多简历都是流水账的形式，大部分的逻辑框架都是：哪一年，在哪家公司，任什么职位，完成多少指标，然后按照时间顺序罗列下来。

如果从业者的区域指标只达成 80%，客观经历也和对方的要求有差异，假如还是流水账似的罗列，是不是相当于把自己不擅长的东西给暴露了呢？换句话说，在保证真实的情况下，从业者是否思考过如何进行描述，来尽力贴近对方职位的要求呢？

（2）主观发挥型要求

如果说企业客观描述型的要求无法改变，那么主观发挥型的要求就需要求职者多花心思。

简历中指标的罗列最多能够体现求职者的产品推广能力，但是职位本身所需要的执行力、沟通能力、学术能力、大客户管理能力、区域管理能力等能体现出来吗？

显然不能。

药品转行器械难不难，取决于不同公司、不同产品线，而且对求职者客观背景和主观能力的要求也会随着时间产生变化，不能一概而论。比如近几年，大部分器械公司，除非产品确实比较特殊，对候选人的器械经验更看重。在很多器械公司的招聘信息里，一般都只是要求候选人有外资企业经验，而不是必须有外资器械公司经验。

最后总结一下，药品转行器械，怎么做成功率更高？

①目标设定

没必要一个劲儿地往外资器械企业里面钻，很多内资企业的产品都相当不错，在市场上的发展态势也不错，比如微创医疗公司。

②拒绝流水账形式写简历

一份与目标职位匹配度高的简历远不止是客观条件的罗列，更多的是要在简历里面体现软技能。判断自己简历写得好不好，只需要看一点：我们的简历能体现自己想要突出的能力吗？

③提前准备面试

提前梳理自己的经历，从经历中找到和器械行业关联度高与匹配度高的工作内容和能力，有针对性地表达，而不是一谈到过去的工作经历，从业者一律回答：早访、夜访、科室会。

④求职方式更新

除了像以往一样在一些传统的求职网站投递简历外，求职者还可以采用更多的方式，比如内部推荐。假如求职者在一个二线城市，岗位偏少，那么在招聘职位放出后，自己多快能获得这个信息很重要。

获取信息后，如何投递简历也很重要。一般来说，相同情况下，企业员工内部推荐的成功概率会更大。

以上几条如果做好了，相对来说会提高自己从药品转行到器械的成功概率。笔者经常说的一句话是：把自己能改变的做到最好，剩下的靠能力，也靠运气。毕竟，有时候求职者和面试官的气场和眼缘合不合也会影响面试能否成功。

2. 转行降级，务必要慎重

正常来说，求职跳槽都是为了能够升职加薪，但是笔者过去曾遇到很多医药企业的地区经理为了能够转行到器械行业，愿意自降职级。

不少医药企业的地区经理看好器械领域，尤其是该领域的医疗美容和牙科口腔行业，想从药品转型过去，但是从外资药企的地区经理转去做器械公司的地区经理难度比较大，所以想从一线的销售做起，问笔者怎么看这一做法。

笔者的回复是：行行出状元，能当官就别当兵。

从药品转到器械行业时，由于很多器械行业公司的人数并没有药企那么多，所以相应地也就没有那么多的管理岗位空缺。因此，很多药品背景的地区经理候选人都面临着是否要从一线的销售代表做起的艰难选择。

从业者转行过去，是看好器械领域尤其是牙科和医美领域未来的发展，但是从经理变成代表又觉得吃亏。

那么，这个问题究竟怎么看呢？

（1）行业潜力大，不代表从业者的未来发展一定好

就目前形势来说，药品和器械其实都不容易，但是器械受到的冲击要比药品少很多。

转到器械领域从一线销售做起的时候，我们也要注意到另一个方面，那就是从业者为了进入新的领域所做出的牺牲能否跟自己未来的收益成正比。

行业未来发展好并不意味着从业者一定能从中获得极大的收益，尤其是医疗领域。

很多时候，市场的动向是超出个人努力所能改变的范畴的，比如院内控费、耗材管控、两票制以及招标情况。如果单单是因为一个行业的未来潜力大就贸然进入，而抛弃了过去辛苦积累的资源和职业资本，那显然得不偿失。

互联网行业潜力也非常大，但是如果让求职者从实习生做起，他愿意吗？

大部分公司要求工作满 12 ～ 18 个月才会有晋升机会，而且这里的时间和能力无关，只是企业单纯从人力的角度进行的权衡。也就是说，从业者再努力，绩效再突出，也几乎不可能加入公司 6 个月后就升职加薪。

更别说从代表重新升到经理，考察的已经不单单是业绩表现这个单一的维度。

（2）行业会变，准入条件也会变

几年前的时候，器械领域的准入条件比较高，能从药品转行到器械，尤其是转到外资十强器械公司的医药代表非常少，大部分都是来自校园招聘或者器械行业的内部流动。我们能说那时候药品背景的求职者能力不优秀吗？

显然不是这样。

从某种程度上说，从药品转行到器械已经成为一个行业默认的趋势了，很多药品背景的求职者去面试碧迪、美敦力、强生、波科这类器械公司，在问到为什么要离职的时候，他给出的答案都是为了转行到器械领域。面试官也不觉得这样想有什么稀奇。

举这个例子是想告诉打算去器械行业的地区经理们，不要心急。虽然目前很多外资器械公司对于药品地区经理的认可还有待提高，但是随着行业的发展和两个领域的职业经理人相互流动的增强，这种认可肯定会提高。况且，从药企地区经理转去器械公司当地区经理的，也不是没有成功的例子。

事无绝对，不要钻牛角尖。

（3）一个愿挨，未必另一个愿打

对于那些心甘情愿去做代表的外资医药企业的地区经理，可能并没有考虑到一个非常现实的问题，那就是我们的新直属经理同样作为地区经理，他会怎样看待我们？

这里的看待方式，并不是指的是有类似"鄙视"和"不理解"的负面情感，而是单纯从工作的角度来看。

比如说，当从业者和地区经理在工作中产生观点冲突，而在某些方面从业者又会坚持时，直属经理会本能地觉得从业者"很难管"，而不会单纯认为这只是"方法论"的讨论和争议。

千万不要认为这只是部分人太敏感，在职场中，这样的情况十分常见。

除了顾虑，还有一点就是从业者的上升通道。试想一下，一个地区经理是愿意培养一个知根知底的销售向上发展，还是会去培养一个"前任地区经理"？

所以，对于外资药企的地区经理，药品转行器械，要统筹规划，也要冷静权衡。

自己最在乎什么？能牺牲什么？希望换来的是什么？面对这些问题，自己都要主动地去思考，不是说降级转行一定不可取，而是从业者在做出这样决定的时候，一定要冷静对待，避免过于冲动。

四、器械中年从业者的职业发展

器械行业的职场中年和医药行业的从业者，在职业发展路径上有很多共通的地方。

除了内部垂直向上晋升地区经理、转岗到产品经理或者区域产品经理这样的支持部门，为了培养复合型个人职场背景，在器械行业里，还有 种"另类"的职业发展曲线。

医药代表的职业发展模式比较类似，基本上都是一个销售负责一家或者几家医院。但是在器械行业，除了这样的区域销售模式，我们也经常会看到很多器械行业的一线销售会负责一个甚至几个城市，还有的会覆盖一个或者几个省份，也就是真正意义上的广阔区域。

很多器械的外企在国内的销售团队人员较少，所以单个销售负责的区域会非常大，所以相应地，作为管理角色的地区经理的岗位也就相对较少。

所以，这类产品组的销售也很难晋升为地区经理。他们走的就是广阔区域管理下，侧重于经销商管理的职业发展路径。

我们看到，越是在这类产品组里，销售队伍的平均年龄相对来说会越大，30 岁甚至 35 岁以上的销售还是比较常见的。

之所以出现这样的情况，一来是很多企业下意识地认为，年龄越大的销售，越能对广阔的区域和核心的客户有更强的把控；二来是很多年轻的从业者，还是希望晋升成为地区经理，完成职业经理人的职业发展路径，广阔区域的职位在这方面的机会相对来说更小一些。

与此同时，对于在器械领域负责广阔区域的这些职场中年人，一方面他们主要是在做经销商管理的工作，在客户层面，因为区域广，时间和精力有限，他们充其量也只是偶尔去拜访一些核心的大客户，不会像医药代表一样，每天专注于一家医院，深度覆盖各个级别的客户。另一方面，很多人也会利用在广阔区域里积累的经销商和客户的人脉关系，自己成立二级经销商公司，获得本职工作之外的第二收入。

1. 器械中年从业者的职场收入

说到收入，有很多一对一来咨询职业生涯规划的求职者问笔者，到底是做药品赚钱，还是做器械更赚钱？

从底薪的角度来说，不同的从业者因为跳槽频率、过去底薪基础不一样，在医药和器械行业的底薪水平也会有差异，所以两者这部分没有特别大的可比性。

从奖金的角度来看，坦白说，在同样完成的情况下，不少外资医药公司的奖金是比很多器械公司的奖金要多的。在这样的情况下，很多医药代表从药品转行到器械，一方面是出于延长职业生涯长度的考虑；另一方面，也是因为很多器械从业者在客户工作中拥有更高的职业地位，客户对销售代表的专业技能、产品的品质有更强的依赖。

尤其是很多大城市年轻的医生和二、三线城市的科室主任都要依靠外资器械公司专业教育部或者市场部的培训，才能更快地成长起来。在这样的合作模式下，医疗器械的销售受到的待遇和关注自然就比医药代表更多一些。

2. 器械中年从业者的差异化销售模式

既然说到了器械行业不同的销售模式，在这里有必要和大家分享很多求职者提出的一个共性的问题。

不少器械行业以外的求职者曾经问笔者，他们感觉做高值耗材的一线销售代表负责的区域比较广，做低值耗材的销售团队由于产品价格低，负责的区域比较窄。所以如果想寻找地区经理岗位多的产品组，是不是应该在低值耗材的领域里寻找？

其实，这个结论是片面的。

一个公司的一线销售覆盖的区域是广阔还是集中，和产品价值高低没有必然的关系。比如，冠脉支架这个产品就是高值耗材，但是因为产品和技术比较成熟，很多外企的销售也都只是负责一两家医院。

再比如说，缝合线是低值耗材，但是有些外企在国内的团队人员比较少，这样的情况下，单个销售负责的区域就比较大。

所以，在器械行业，负责区域广阔还是集中，并不是单单根据产品价格的高低来决定的。只不过从总体规律来看，负责高价值产品的销售，大部分负责的区域会比较广，但是这样的情况也要具体结合产品组来看。

所以，就像笔者之前所分享的，在器械行业里，选择不同模式的产品组，对长远的职业发展有着完全不同的影响，身在器械行业的每一位从业者在选择公司的时候，更要结合每一家公司不同的产品组的特点，有针对性地进行选择。

五、发挥中年从业者的职业优势

对医药和器械行业的职场中年从业者来说，职场的稳定性和职业发展的持续性都是值得关注的话题。

笔者之前给不少从业者做一对一面试培训时，经常被问到：有猎头给了一些不错的去民企的机会，是不是可以去尝试？

身在外企的人也总会间歇性地听到"外企镀金，民企变现"这样的观点，毕竟身边这么多猎头都在说民企好，难免不心动。

猎头顾问的建议往往有比较大的倾向性，因为猎头是依靠为公司招聘人才拿到佣金的。这时候，很多猎头本身的立场就失去了客观的一面。

为外企服务的猎头经常会对求职者说：外企背景很好，不建议去民企，90% 的外企人去了都活不下去，不要拿自己的职业生涯做赌注。而服务于民企的猎头又经常会用指点江山、纵横行业概览的口气对从业者说：目前国家对国内企业的扶持，从业者有目共睹，外企人现在正是赶上大潮流的好时候，未来三年一定是民企的天下。

虽然这些说法没有绝对的对错，但是却有着相对的立场，毕竟猎头顾问带有很强的销售属性。

优秀的猎头顾问会从求职者的职业生涯考虑新机会的匹配度，但可惜的是，不是每一位猎头顾问都能承担起专业咨询顾问的角色。

1. 没有可比性的比较，没有必要去比

求职者在接触猎头顾问的时候，一定要警惕那些上来就把医疗和互联网行业作对比的人，动辄告诉求职者某些民企是行业独角兽，是医疗界的下一个巨头。这样的人，连行业的属性都没搞清楚，就乱给建议，要么是不懂行，要么就是想牟利。

互联网领域面向的是大众需求，医疗领域做的是垂直细分。一家外卖平台能给全上海的人供应晚餐，但没有一款药能让全上海的病人解除病痛。

互联网领域发展得好的企业，路径一般是这样的：找到痛点，拿到融资，扩展团队，取得垄断性优势。我们看到运营得好的互联网公司，基本都是在自己的垂直领域里做到前几名的。某一个垂直细分领域，能排得上号的，也就是知名度够高的，一般超过5家公司。

互联网是一个抓住时机，就有机会称霸一个垂直领域的行业，因为每　次突破可能触及的都是处女地。但医疗领域不是这样，民企的产品基本都是跟着外企在走，即便是能获得政策上的优惠，在业界口碑和专业化学术形象建立方面也还有很长一段路要走。部分民企的产品确实有独特的优势，但大部分企业在产品的疗效上都比研发历史更久的外企要差一些。

把一个可以速成的行业和一个慢热的行业放在一起比较，本身的逻辑就是错的。过程错了，想得到正确的结论，这本身就是不科学的。

2. 公司发展快是真，自己能当老板是"饼"

很多民企为了吸引人才加入，动不动就拿"公司发展快""未来晋升机会多"等说法，来诱惑遇到升职瓶颈的外企人，然后为了

增加说服力，拿出公司在各个平台上发布的宣传报道和大事新闻佐证，并偶尔辅以部分数据作为支撑。

在这里面，最为明显的就是拿同比增长率来说事儿，超过20%的年度高增长，对比目前很多跨国公司个位数百分比增长，甚至负增长的销售数字，竭力证明自己处在上升期。

但是，数字归数字，但最重要的还是动脑子。

很多企业起步的时候基数小，增长率高是一件很正常的事情。好比一个销售经理扛着100万元的指标，第二年做到了200万元，增长率是100%；另一个经理扛着500万元的指标，第二年做到了800万元，虽然后者的增长率只有60%，但产出的绝对值却远远高于前者。

难道能说，第一个销售经理所处的区域是潜力区域，第二个所处的就是瓶颈区域吗？

对很多外企来说，200万元销售额就会考虑安置一个销售的岗位了，民企的人数少，有时候最主要的原因也是目标区域的销售额不足。

不扩招哪来的管理岗？数字不一定是这个数字，但道理绝对是这个道理。

公司发展快是真，从业者能当老板这样的说法是块"饼"，吃不吃得到这块"饼"还得综合来看。任何单一的因素都不能决定最后的结果。

3. 大佬有大佬的考虑，小兵有小兵的顾虑

不得不承认的是，确实有很多外企的高管进入民企，其中不乏很多医药和器械顶尖的外企职业经理人也走上了转型的道路。

在有些新闻报道的大肆渲染下，一时间仿佛唤起了整个行业的

"民企梦"，各家猎头在挖人的时候，也动不动拿着当时的舆论作为招人的资本：看，大佬都加入民企的阵营了！

笔者劝从业者：可别盲目来。

之前有个网络红人曾经劝年轻人别买房，言之凿凿，有理有据，后来他也真的把房子卖了，引得一些热血青年进行了一场又一场的思想狂欢。

后来没过多久，他的观点在另一个节目里出现了戏剧性的转折。当年的他只说了前半句，后半句没有说，其实卖房以后，他去港股买了某互联网公司的股票，那几年公司发展好，比北京房价涨得还快，然后他北京房价上涨前，又把北京的房买回来了。

别人不会把所有维度的参数都告诉我们！

每个人做决定都有自己的考虑，也都有自己的后路。我们看到了别人的考虑，但未必能注意到别人的后路。

对职级很高的高管来说，他们已经脱离了职场高层不安全感的大花板了。离开外企加盟民企，哪怕再次离开民企，他依然可以轻轻松松，继续换一家外企，稳坐职业经理人的位子，直到退休。

对一线销售代表来说，跟风进行职业的转换，忙忙碌碌，最后发现，头脑发热紧跟趋势的背后，行业趋势倒是都赶上了，但人生却被耽误了。

把握不好内心的节奏，就别想把握人生。

这世界上最浪费时间的事，就是掏心掏肺和别人讲道理，其实最简单的结论就是：单纯地否定或者肯定都是片面的。

民企和外企都没有绝对的优劣，笔者认识很多人在民企做职业经理人，过得也很好。

但是，笔者反对的是为了让从业者做出有倾向性的决定，那些只传递片面信息的做法。

　　笔者劝很多人留在外企，不是因为外企有多完美，而是不想看到从业者因为一些明显致命的逻辑硬伤，采取了风险收益比更低的行动。

　　去外企还是去民企，要根据自己的职业规划来综合考虑，千万不要听了别人的话后头脑发热，做出不理智的决定，毁了自己的职业生涯。

写 在 最 后

医药和器械领域的从业者每天除了行业内的信息，接触到的新领域和新知识其实都比较少。很多人基本上都是往返于区域市场和家，两点一线、日复一日地进行着客户拜访、资源投入和后期跟进的工作。

工作五六年以后，按部就班踩着每个时间节点，一路从销售代表晋升到高级销售代表以及地区经理的从业者，不论是凭幸运，还是靠能力，都算是突破了职场的第一层天花板。

但是，能做到地区经理的毕竟是少数，更多的从业者都卡在了一线销售的级别，迟迟得不到晋升。很多人一旦到了30岁甚至35岁以后，出去求职面试，发现自己的面试官年龄比自己都小，这时候，除了感觉到尴尬，还感受到了求职日益增加的难度。

1. 圈子不同，更要强融

很多人都在工作以外抱怨，说自己现在的圈子太窄，人脉太少，但是仔细想想，又有多少从业者在想尽各种办法不断扩大自己的圈子呢？

即便加入的是最顶尖的外介，人到中年，如果无法实现职业晋升，依然会遇到各种现实问题：不可替代性越来越小，性价比越来越低，还有就是求职越来越难。

如果是这样，为什么不从今天开始，勇敢跨出来，开始培养自己的第二兴趣点，作为 35 岁甚至 40 岁以后的舒适区呢？

外企几乎没有人到了 40 岁还能安安稳稳做一线销售代表。如果按照 60 岁退休来算，职场的后 20 年，每一位从业者又该如何安放自己的人生呢？

30 岁以后还没有升到地区经理的从业者会在求职时遇到越来越多的挑战，哪怕是升到了地区经理，一旦公司内部遇到各类风险，市面上又有多少可供选择的地区经理岗位呢？

这种情况对一线城市的从业者如此，对二、三线城市很多从业者来说则更加严峻。

突破现实，去接触离钱更近的圈子就显得非常重要。破茧的时候，必然有短期的阵痛，但是死守现在的领地，迟早会变成"温水里被煮的青蛙"。

2. 精进自己，持续进步

现在的时代，只要有足够优秀的内容，人人都可以成为自媒体。互联网给了很多人职业发展的第二次机会，关键是能不能用输出倒逼自己输入，获得持续性的自我成长。不断对自己进行投资，才能最大程度享受丰收的红利。就好比有些人经常私下跟笔者交流，说看到一个项目，想全职创业，询问笔者的看法。

笔者的想法是，如果从业者目前的原始资本还没有达到一定的程度，尽量不要刚开始就选择那些需要大量资金投入的领域，可以从轻资产创业开始。

因为一旦资金大规模地投入，如果出现了经营危机，从业者亏掉了全部的积蓄，又没有稳定的人脉可以帮自己翻身，想要东山再起是一件非常困难的事情。

小步快走，用持续不断的勤奋和学习精进自己，不断验证自己生意模式的可持续性，然后在对应的节点适当投入资金，才是对绝大部分没有资源，没有人脉，也没有各路后援资金支持的普通人来说比较合理的创业模式。

3. 谨慎跳槽，理性求职

本书讲到求职者在求职的时候，关于选择民企还是外企的话题，提到二者并没有绝对的优劣好坏。但是，如果想在医疗行业走职业经理人的路线，笔者还是倾向于外企。因为从总体的薪资福利和培训体系来看，在目前的医药和器械行业里，同样的情况下，外企是超过民企很多的。

当然，很多人提到在外企工作就是当"螺丝钉"。其实这个说法并不完全对。在医疗行业里，哪怕从业者去了民企，很多一线销售依然是当"螺丝钉"，想要寻求工作上绝对的不可替代性，在现在的传统行业里不太现实。

但是，外企也不是完美的，并不是说外企适合每个人。那些已经步入 30 岁的医药和器械行业的职场中年人，如果内部没有合适的晋升机会，或者根据自己的职业经历已经基本失去了做地区经理的可能，碰到外部有民企地区经理职位的话，笔者还是建议从业者抓住机会。

笔者刚工作的时候，加入的就是行业排名前三的一线外企，从最基础的一线销售做起，行业内很多外企细致甚至苛刻的合规要求，笔者也都经历过。

笔者也知道，有的公司白天有拜访量的硬性考核，拜访地点和参会地点需要即时定位上传，晚上要求定期夜访，工作日和周末都有弄不完的报表，活动申请流程也纷繁冗杂，以及经常卡住的内网报销系统。

那么，问题究竟出在哪儿？

这里的问题，既出在某些高管对过程管理过度的干预上，同样也出在我们对待它的态度上。

过去做生意还没有现在这么难，一线销售代表相对来说时间也很充裕；如今医疗行业发展放缓，外部各类新规又频繁迭代，很多公司都要被迫应对。在这种情况下，尽可能量化每天的工作情况就成为一种途径和手段。在这个过程中，从业者不免要改变很多固有的工作习惯。

同时，不论是外企还是民企，职场的上升通道都越来越窄，升职已经不像过去那么迅速，新的职业发展机会也不像以前那样，能覆盖足够多的一线销售，给他们提供更多管理层的空缺职位。眼看着自己的同龄人，甚至比自己年龄小的人，都开始担任一线的管理者，想到自己的升职遥遥无期，心中难免会有职场焦虑。

在这种情况下，出路在哪里？

突破自己的舒适区，走进更有成长意义的圈子，远离八卦和负能量的交流探讨，专注自己的成长，是每个想要改变现状的从业者都需要思考的。

圈子不同，更要强融，了解自己目前的短板，一点一滴去弥补，尝试靠近更优质的社交圈，而不是维持着每天医院和家两点一线的单调生活。

打工的风险正在变得越来越高。在保证主业的情况下，积累资源，寻找合适的副业，拓展自己的第二收入，对很多人来说，也是需要纳入日程的重要部分。有更自由的经济收入，才会有更多的人生自由。

　　每家公司对从业者来说都只是一个职业平台，从这个平台上汲取从业者想获得的养分，然后要么在平台上长袖善舞，要么换到其他平台继续高歌猛进。

　　把握人生拐点进行逆袭有很多方法，但是每天在公司，日复一日做着同样的事情，不去培养离开平台独自生存的能力，一定没有办法达到从业者想达到的目标，抵达从业者想去的终点。

　　最后，希望所有心怀梦想的医疗行业从业者都能奋力进击，收获成长！